中医肿瘤临证论治

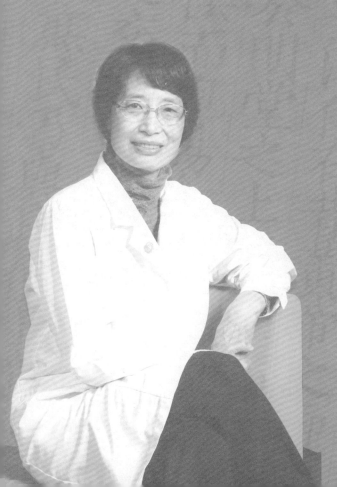

■　李萍萍　著

学苑出版社

图书在版编目 (CIP) 数据

中医肿瘤临证论治 / 李萍萍著 . —北京：学苑出版社，2022.8
ISBN 978-7-5077-6468-0

Ⅰ.①中… Ⅱ.①李… Ⅲ.①肿瘤 – 中医临床 – 经验 – 中国 – 现代 Ⅳ.① R273

中国版本图书馆 CIP 数据核字（2022）第 134550 号

责任编辑：付国英
出版发行：学苑出版社
社　　址：北京市丰台区南方庄 2 号院 1 号楼
邮政编码：100079
网　　址：www.book001.com
电子信箱：xueyuanpress@163.com
电　　话：01067603091（总编室）、01067601101（销售部）
印 刷 厂：廊坊市都印印刷有限公司
开本尺寸：880×1230　1/32
印　　张：4.875
字　　数：98 千字
版　　次：2022 年 8 月第 1 版
印　　次：2022 年 8 月第 1 次印刷
定　　价：58.00 元

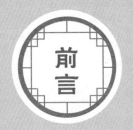

前言

　　1976年7月，当时我在北京中医学院（现北京中医药大学）上学，进行毕业前最后一年的生产实习，因唐山地震，我们在基层的生产实习被迫中断。1977年初，鉴于当时的情况学校领导决定，73级的学生毕业时间提前为1976年12月，然后可自行联系北京中医学院的教学医院，重新完成一年的生产实习。我已分到北京市肿瘤防治研究所，就选择了在中医研究院广安门医院肿瘤科学习。对于肿瘤治疗一无所知的我，有幸在全国中西医结合肿瘤科创始人和著名中西医肿瘤专家余桂清教授指导下学习。在跟余教授门诊、查房的过程中，我一边学习余教授诊治肿瘤病的方法，一边总结余教授的经验。余教授非常重视中医理论与肿瘤治疗的实践相结合，强调人体正气的盛衰在肿瘤治疗中的重要性，提出"扶正培本"治疗肿瘤的思想，主张从脾肾入手，特别对晚期病人，保护肾气固先天之本，调理脾胃使后天化源充足，才能使病人更好地存活，达到扶正祛邪的目的。这是我刚步入中医肿瘤领域所受到的重要启蒙。

我毕业后，就来到北京市肿瘤防治研究所（现北京大学肿瘤医院）工作。那年，北京市肿瘤防治研究所刚成立不久；踌躇满志的我，一面如饥似渴地学习诊治恶性肿瘤的西医知识，一面在主任的带领下，试用中药治癌，期待奇迹的发生。那时，云南锡矿工人肺癌高发的情况，引起了中央的高度重视。1975年病重期间的周总理亲自指示"一定要解决好云南锡矿工人肺癌防治"。从寻找民间验方，以毒攻毒，研制有效抗癌中药，到中药提高机体免疫力的临床与机理研究，经历了几代人的努力。通过几十年的临床实践，我逐渐领悟了中医的治病之道。

人生活在自然万物之中，人的身体与自然环境、季节变化息息相关。人，又是一个小天地，人和天地自然相应。中医是从了解和认识宇宙、天、地、人，了解和认识生命的角度看待疾病的发生发展的。生、老、病、死是生命的自然规律。但为什么有人早夭，有人生病，有人可以尽享天年呢？《内经》告诉我们："夫自古通天者生之本，本于阴阳。"人与天地相通，阴阳化生万物，人的生命亦本于阴阳二气的交合变化。这正是中医养护生命，防病治病之道，也是在诊治疾病时中医要把握的核心。中医治病不仅要看到局部的病，更重要的是根据病症产生的病因病机，调整机体的阴阳平衡，激发机体内部的抗病潜能，恢复人体的脏腑功能，实现扶正祛邪的目的。自古讲医易同源，即医理与易理同源于对事物阴阳变化的认识。《易传》第一次明确提出了"一阴一阳之谓道"的立论，阴阳的运动变化为宇宙生命的根本。《内经》曰："阴阳四时者，万物之终始也，死生之本也。"阴阳为世间事物之终始，人死生之本，阴阳学说是中医理论的核心。

由于肿瘤病的治疗，特别是中晚期的患者，往往经历了多种治疗方法。癌症治疗的长期性、癌症治疗的综合性、癌症本身对机体的破坏性，以及患者对癌症的恐惧性等等因素，都会对病人的身心造成极大的伤害，最终会损伤机体的元气。清代名医徐灵胎提出："诊病决死生者，不视病之轻重，而视元气之存亡。"治病救人，中医治疗肿瘤更关注患者元气之有无，根据元气损伤的程度、正邪虚实的情况制定施治策略。保存元气对于肿瘤的治疗和预后至关重要。所以，谨守阴阳之道，保养元气为宗，"守一存真"是我在实践中总结的中医治疗肿瘤的主旨思想。理解中医之道，才能用好中医之术。

机体与肿瘤，是正与邪的两个方面。《内经》指出"虚邪中人，留而不去，……息而成积"。在治疗肿瘤患者时，不论患者过去使用或正在采用何种方法治疗，中医均要洞悉疾病轻重与正气盛衰的情况，分析正邪消长的变化，决定治则治法，达到阴阳平衡、正存邪消的目的。在临床中，我们可以看到正邪变化的几种情况：邪盛病进，正气未虚；实邪未去，正气虚弱；邪缓胶着，元气未伤；邪消病去，元气大伤等。即肿瘤进展但正气未虚；肿瘤仍在但正气已虚；肿瘤缓慢发展但正气未明显受伤；肿瘤得到控制或完全缓解但元气大伤等情况。根据肿瘤治疗中正邪的变化，我通过四十余年的治疗经验总结出治则六法，即：祛邪存正法，削补相济法，保元徐图法，难症和解法，培土建中法，扶元养正法。

　　人有气象、脉象、藏象，但不离阴阳之象，故"善诊者，察色按脉，先别阴阳"。对于癌症这样一个严重威胁生命的疾病，为医者更要谨察阴阳，善调诸证。本书从"中医治疗肿瘤的主旨思想与施治六法""肿瘤常见症状的病因病机与理法方药""常见恶性肿瘤的中医治则体会"等方面，总结了我从医四十余年的治疗体会和案例。章后附有"浅谈'百病生于气'"的体悟。写书的过程，也是反省、学习的过程。古人曰："学到知羞，方可渐悟"，真是体会深刻。不求急功，但求医道，唯有心静，细细领会，不为浮躁所扰，才能渐渐悟出中医之道。中医博大精深，自知学识浅薄，难有偏颇，会在今后不断完善修正。希望本书对从事肿瘤专业的年轻中医有所启发，一起共勉。

最后，感谢科室的同事，一路走来对我的支持，特别感谢跟随我出诊多年的助手张莹护士，她工作勤恳，并帮我收集病历，使我得以更好地进行总结。在此，一并表示深深的感谢。

李萍萍

二〇二一年五月　于北京

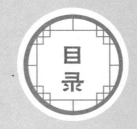

目录

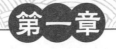

第一章
中医治疗肿瘤的主旨思想与施治六法

一、治病必求之于本，元气为生命之根

　　中医在临证诊治的过程中如何从复杂的病症中捋清思路，何为持诊之道？这是我一直思索的问题。在多年的临证实践中，逐渐有了深刻的领悟。《素问·阴阳应象大论篇》中提出"治病必求于本"。那么这个"本"是什么呢?《内经》曰："阴阳者，天地之道也，万物之纲纪，变化之父母，生杀之本始，神明之府也。治病必求于本。"阴阳的盛衰消长是世间万物生成变化的规律，故为万物之纲纪，万物生死亦因阴阳所运为，故阴阳是一切事物产生、变化、消亡的本源。

　　人在天地之中与万物之变化规律相同，皆由乎阴阳之消长，天人一理者，此阴阳也。可以说，阴阳是我们认识事物、认识人的生命以及为医之道的纲领。所以，治病必求于本，本于阴阳。

人身有阴阳，症有症之阴阳，脉有脉之阴阳，药有药之阴阳。阴阳在人体的结构、病症、病机与治则上均有具体之表现。

《内经》曰："夫言人之阴阳，则外为阳，内为阴。言人身之阴阳，则背为阳，腹为阴。言人身之脏腑阴阳，则脏为阴，腑为阳。"人体的五脏六腑，脏为阴，腑为阳。例如肺有了疾病，病在脏在阴；如胃有了疾病，病在腑在阳。即在诊病时，明辨病位可知阴阳。

从情志来讲，"暴怒伤阴，暴喜伤阳"，因为在七情中"多阳者多喜，多阴者多怒"，因此通过喜怒可知情志之阴阳。

在脉象上，"诸浮不燥者皆在阳……诸细而沉者皆在阴。"。脉浮、大、滑、数皆为阳，脉沉、细、微、涩皆为阴。

在病症寒热中，"阳胜者则热，阴胜者则寒"，因其病机为"阴气少而阳气胜，故热而烦满也。阳气少而阴气多，故身寒如水中出"。即从症状之寒热可知证之阴阳。

在治则上，"阴盛而阳虚，先补其阳，后泻其阴而和之。阴虚而阳盛，先补其阴，后泻其阳而和之"。明察阴盛阳虚，阴虚阳盛，即可依阴阳之盛衰而立治法。

在药性上，"气味辛甘发散为阳，酸苦涌泄为阴"。药之升散者为阳，沉降者为阴；辛热者为阳，苦寒者为阴。

知药性之阴阳则可对症用药，热者寒之，寒者热之，散者酸收，抑者发散，阳病用阴，阴病用阳。

在病症转归上，"从阴阳则生，逆之则死；从之则治，逆之则乱"，顺从阴阳变化规律则生，逆之则死；从阴阳之道则治，逆阴阳则乱。故治病首先要"谨查阴阳所在而调之，以平为期，正者正治，反者反治"。这就是告诉我们，诊病首先要明确脏腑阴阳、虚实、表里之情况，调整阴阳、"以平为期"是治疗之大法。中医治病的目的是通过调整人体的阴阳气血，使机体达到"和"的状态，从而恢复正气，激发机体内在的抗病能力，祛除病邪。

中医认为，疾病的产生与机体的正气密切相关。《内经》告诉我们："正气存内，邪不可干。"正气，又谓真气、元气、原气，"真气者，所受于天，与谷气并而充身者也"。人的元气禀受于天，又需后天谷气不断滋养才能维系身体之正气。无论外邪六淫，还是内伤七情，邪不能独伤人。由于癌细胞具有异常增殖、浸润、转移的生物学特点，容易发生耐药和免疫逃逸等，故癌症治疗较为复杂，不同于一般慢性病的治疗。如癌症治疗的综合性：根据恶性肿瘤的分期、生物学特点，会采用手术、放疗、化疗、靶向药物、免疫治疗等不同方法，或单一，或联合，或序贯等方式进行治疗，即综合治疗。癌症治疗的长期性：癌细胞有复发转移的特点，在肿瘤切除或缓解之后，仍有部分患者会出现转移或疾病进展的情况，需定期随访复查，及时处理，治疗时间较长。癌症本身和治疗对身体的破坏性：如功能损伤及药物副作用造成的痛苦等。同时由于癌症对生命的威胁往往使患者对癌症及治疗产生恐惧性。所有这些都会对机体造成重要的影响，即损伤元气。清代名医徐灵胎指出："诊病决死生者，不视病之轻重，而视元气之存亡。"亦言："终生无病者，待元气之自尽而死，此所谓终其天年者也。至于疾病之人，若元气不伤，虽病甚不死。元气或伤，虽病轻亦死，……先伤元气而病者，此不可治也。"徐灵胎精辟论述了元气盛衰与生命寿夭，以及疾病预后的关系，使我们更加认识到保护元气的重要。

治疗肿瘤，如何保养元气呢？"人之血气精神者，所以奉生而周于性命者也"。精、气、神是元气之精髓，精是滋养生命的物质基础，气是推动生命活动的能量，神是生命运行之主宰。精伤则无气，气伤则无神，精、气、神是人的内三宝，互依为用，不可不谨养。"一失其位，三者皆伤。三者同守，故曰元和也"。故要达到元和，需精气神三者同守。五脏所藏、五劳所伤各有其外象，从观察藏象之有余不足的表现，可知元气之盛衰。我们可从四个方面养护元气。

（一）养护脾胃以助生化之源

因《灵枢》有云："神者，水谷之精气也""五脏者皆禀气于胃，胃者五脏之本也"。李东垣《脾胃论》更强调脾胃与元气的关系："脾胃之气既伤，而元气亦不能充，而诸病之所由生也。"人受气于水谷以养神。人的胃气充足，将吸收的水谷精微濡养血脉，便可补充精气，长养精神。脾胃为元气后天之源，脾胃伤则元气衰。肿瘤患者在治疗中，常有纳呆、食欲不振、不思饮食之症，久之则元气受损，形有所伤。所以保护脾胃的功能，对于身体之元气有重要意义。

（二）保养肾精以固乾元之根

因"命门者，诸神、精之所舍，原气之所系也"（《难经》），原气由肾精所化，命门为精血之海，元气之根。肾受五脏六腑之精而藏之，故肾为五脏之根，肾气虚衰则元气息矣。肿瘤或化疗及某些药物的副作用常可损伤病人的精血，致病人精血不足，均可使肾精耗竭则元气无所系也。故谨养肾精则可保持元气之根。

（三）调理气机以利神机之生化

因"元气流行者寿，元气滞者夭"。气机调畅可推动血脉运行，才能使脏腑、气血代谢旺盛，保持元气。"出入废则神机化灭，升降息则气立孤危"。人的气机无出入则无以生长壮老，无升降则无以生长化收藏。神去则机息，气止则化绝。肿瘤积聚，气血不通，经脉受阻，患者的气机运行不畅，水谷精微不得营养脏腑，则影响五脏所藏之功能，使元气损伤。所以调整气机，使气机顺畅调达才能保持机体的元气。

（四）心神安宁以使静则神藏

"静则神藏，躁则消亡"。癌症及治疗会使人恐惧焦虑，心神不宁。情绪紧张、焦虑不安会消耗精气并损伤元气，使气机运行失常。心神宁静则可使气血运行如常，血脉通畅。故心静则神安，神安则可固守元气。

养护脾胃，保养肾精，调理气机，心神安静才能守住精、气、神，使阴阳平和，元气充足。故治病必求于本，元气为生命之根。

二、"守一存真"为治疗肿瘤之主旨思想

在中华文化的历史长河中，《周易》是中华文化最古老也是最重要的经典，被誉为大道之源，群经之首。对中医理论的形成亦有着重要而深刻的影响。《易传》第一次明确提出"一阴一阳之谓道"的立论。一阴一阳是指事物的阴阳两个方面相互依存、此消彼长、相互制约的关系，

是谓易之道。易以道阴阳，即以阴阳阐述万物的性质和变化的规律。阴阳不仅是指事物矛盾的一面，更强调阴阳之间的消长、平衡而达到"和"的一面。这是天地包括人的自然本质属性。"万物负阴而抱阳，冲气以为和"，阴阳互根，孤阴不生，独阳不长。阴阳的变化体现于阴阳的盛衰消长，在阴阳变化中，动中求和是易的核心。《内经》将易理引入对生命的认识，解释人体病因病机变化，据此而立治法、制方药，故阴阳学说成为中医理论的核心内容。"天有阴阳，地亦有阴阳，故阳中有阴，阴中有阳。……动静相召，上下相临，阴阳相错，而变由生也"。天为阳，地为阴，然天阳中亦有阴故能下降，地阴中亦有阳故能上腾，此天地各有阴阳也。阴阳之道，变化由生是也。"夫物之生从于化，物之极由乎变，变化之相薄，成败之所由也"。万物自生自化，近成无极，是谓天和。物生谓之化，物极谓之变，变化不息，成败之由常在。故气有胜复，有用有变，气不能正者，则邪气居之。

人生活在自然中，随四时之气生长化收藏，体内脏腑的功能活动亦与之相应。人体又是一个小天地，五脏生克，移皆有次，五脏有病，则各传其所胜。认识脏腑内在的生克变化规律，才能把握阴阳的平衡。"应则顺，否则逆，逆则变生，变则病"。与阴阳的运行规律相应为顺，反之则为逆，逆则生变，变则病生。故"寒与热争，能和而调之；虚与实邻，知决而通之"，寒热之气交争者，以和调之；虚实相近者，知其经要而疏通之。"调气之方，必别阴阳"，调理气机处方用药，必先辨别阴阳，阴阳调和使气相得。补其不足，泻其有余，调其虚实，通其道而去其邪，方能以和致平，使生命活动自然运行。

《内经》曰："夫自古通天者，生之本，本于阴阳，其气九州九窍，皆通乎天气。"通天者，即为元气，奉生之气，通系于天，禀于阴阳，为人之根本也。《内经》注重元气在生命中的作用，所以在治疗时，非常注意保护元气。《素问·疟病论篇》曰："真气得安，邪气乃亡。"治病用药所泻必中，所补必当，元气不伤，真气安存，邪气乃亡。元气安固，则邪气不能独伤人。

恶性肿瘤的治疗，特别是中晚期肿瘤患者，总是面临正邪的变化和虚实的较量。因此，把握阴阳守护正气尤为重要。《内经》提出："凡阴阳之要，阳密乃固，两者不和，若春无秋，若冬无夏，因而和之，是谓圣度。"阴阳互根之要者，在于阳气密固而不妄泄，精气方得以内藏，阴平阳秘则生命长久。阴阳不和，如四季之有春无秋、有冬无夏，阴阳离决则生命绝矣。故善于和阴阳者为圣人之道也。"调阴与阳，精气乃光"，即调和阴阳则可使精气充足，正气内守。故治疗恶性肿瘤要秉持"守一存真"的主旨，即"谨守阴阳之道，保养元气为宗"的思想。阴阳和则元气充，元气充则气脉常通，脏腑营卫调和。谨守阴阳之道，即在诊治病症时要了解阴阳失衡所在，帮助患者达到形气相合，血脉和调，脏腑之气运行如常，使患者得以更好地生存。保养元气为宗，即通过益精血、运气机、养心神，固护正气才能更好地抵御邪气。故"守一存真"是我在肿瘤临证诊治中的主旨思想。

三、审度虚实 施治六法

中医治病必明阴阳、知虚实而调之，以平为期。恶性肿瘤的治疗根据不同分期、不同病理、不同肿瘤的生物学特点及不同的基因表达等，而采取不同的治疗方法。但中医在治疗的过程中，不可不洞悉病邪轻重与正气盛衰情况，分析邪正消长的病机变化，决定中医治疗策略，辨证施治，达到阴阳平衡、邪消正存的目的。肿瘤治疗的不同阶段，无论采用什么治疗方法，都会因人的正气与病邪盛衰之间的变化而出现几种情况，即：邪盛病进，正气未虚；实邪未去，正气虚弱；邪缓胶着，元气未伤；邪消病去，元气大伤等。

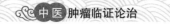

邪盛病进，正气未虚，是指虽然肿瘤进展，发展较快，但病人的正气尚未受到明显伤害，一般状况较好。实邪未去，正气虚弱，是指疾病尚未完全控制，但病人正气已然虚弱，难以抗衡病邪。邪缓胶着，元气未伤，是指肿瘤生长缓慢，病人元气未衰，与肿瘤抗衡的能力尚存。邪消病去，元气大伤，是指肿瘤虽然得到控制，但气血虚弱，元神之气几近衰亡。由此建立治则六法，即：祛邪存正法，削补相济法，保元徐图法，难症和解法，培土建中法，扶元养正法。

恶性肿瘤因其生物学特性容易复发转移。因此，恶性肿瘤的治疗是一个长期的过程。治疗后需要定期复查，以便及时发现问题，决定下一步的治疗。在肿瘤发展的病程和治疗中，人体内正邪、虚实之间也会发生变化。审度虚实施治六法，即是根据机体和肿瘤、正邪虚实的具体情况，确定治疗策略，标本缓急，适事用之。谨守阴阳，帮助患者守护正气，抵御病邪。

（一）祛邪存正法

恶性肿瘤浸润生长，实邪为主，正气未虚。治疗以攻邪为主，但用药不可损伤正气。《本草纲目》将药分为上中下三品：上药无毒以养命；中药无毒有毒以养性；下药多毒以治病，除寒热邪气，破积聚愈疾。古人曰：毒之大小，至约而止，必无过也。以偏纠偏，即以药性之偏纠病之偏。治病用药，药不及病，则无济于事，药过于病，则反伤其正。故当至约而止，即祛邪不可用药太过而伤正。《内经》曰："无使过之，伤其正也。"攻毒有约制，饮食贵得宜。治病用药不可过，以免伤及正气。此为攻邪祛毒治疗之原则，攻邪的同时，要注意根据病人正气强弱衰减情况以扶助之。故祛邪存正法的核心是祛邪不伤正。

邢某某，女，69 岁。舌癌　　　　ID T001459715

2017 年 8 月 9 日，患者因舌部溃疡反复发作一年余，确诊舌癌半年就诊。2017 年 6 月 29 日外院活检病理我院会诊：（舌）高分化鳞癌；核磁报告：右侧舌肌肿物，舌尖部跨越中线，双侧颈部多发淋巴结转移不除外。因切除创面较大患者及家属拒绝手术。既往冠心病、糖尿病史。

刻下症

右侧舌部疼痛，红肿溃疡，影响说话和进食，只能进流食，心烦，舌绛红，右侧舌裂溃疡。舌胖、苔白水滑。脉沉细。

此例患者舌部肿瘤溃烂红肿，为邪盛之象；患者老年，舌部肿瘤影响进食，势必影响脾胃运化而致正气虚弱，需健脾和胃保存正气。故以凉血解毒祛邪为主，同时健脾益气固护脾胃。拟凉血解毒、益气健脾法。

方药

莪 术 6g	三 棱 6g	黄 连 3g
陈 皮 10g	白 术 10g	茯 苓 15g
公 英 15g	连 翘 10g	黄 芩 10g
生黄芪 15g	法半夏 10g	炙甘草 9g
半枝莲 20g	蛇舌草 15g	制乳香没药 各5g

复诊

2017年8月23复诊：右侧舌部疼痛溃疡明显减轻，说话影响轻微，大小便基本正常，睡眠可。舌紫暗、苔薄白，脉沉细。

继续用凉血解毒、健脾和中法治疗。后因肿瘤进展，疼痛加重，评分达中度以上时，予阿片类药物止疼，控制疼痛在三分以下。后期因身体虚弱，以扶正为主，针对出现的患侧面部肿胀、便秘等症状，随证用药调整治疗。治疗维持一年。

（二）削补相济法

肿瘤发展缓慢，正气未伤，这时我们可以采取削补相济、兼而治之的方法。特别是有的病人所患肿瘤的生物学特点发展相对缓慢，如某些高分化癌等，这时我们可采取祛邪与扶正相结合，并根据疾病和身体变化情况随时调整。"谨查间甚，以意调之"。间，谓多；甚，谓少；谨查正邪盛衰，不足有余，前后相应，逆从得施。在治疗中，病情会有变化，出现"标本相移"的情况，需根据身体情况，本着急则治标、缓则治本、标本同治的法则随证灵活掌握，通过调整阴阳虚实，达到控制肿瘤、维持生命的目的。

侯某某，女，77岁。尿路上皮癌　　ID T001404763

2017年1月9日就诊：诉一年前间断尿血，曾服消炎药有所改善，伴腰痛、小腹不适。近半个月持续血尿症状加重，伴排尿困难，外院急诊置入尿管给予止血对症治疗。在三河市医院查超声示膀胱占位，随后至中国医学科学院肿瘤医院检查。CT报告：膀胱右肾盂输尿管起始处多发病变，恶性可能性大。右肾及输尿管上段多发结石，胆结石，建议去综合医院泌尿科就诊，未行膀胱镜检查。经进一步沟通，建议取病理进一步明确诊断。2月7日我院膀胱镜病理结果：低级别非浸润性乳头状尿路上皮癌，泌尿外科建议手术，患者拒绝。经再次沟通仍要求中医治疗。既往高血压、糖尿病、肾病。

刻下症

血尿，排尿困难，腰疼，下腹疼痛不适，怕冷。舌绛红，苔白。脉弦细。

此病例为初治患者，间断血尿病史已一年有余，有实证如血尿、排尿困难，亦有虚证如腰痛怕冷等。病人年龄较大且患有多种内科疾病，故采用削补相济法治疗。拟清利下焦、凉血清热为主，同时温中缓急。拟八正散＋小建中化裁加减。

方药

萹 蓄 10 g	瞿 麦 10 g	芦 根 10 g
茅 根 10 g	泽 泻 10 g	猪 苓 10 g
桂 枝 10 g	炙甘草 6 g	车前子 10 g
土茯苓 15 g	仙鹤草 10 g	小蓟炭 10 g
侧柏炭 10 g	生黄芪 20 g	炒白芍 20 g

复诊

2017 年 2 月 20 日复诊：服药后近两周无明显血尿，腹痛缓解。后采用通利膀胱凉血清热，温阳化气扶助真元，随证调整维持。无血尿，无明显疼痛，二便调，饮食可，生活自理。2019 年底疫情后未再复诊。

（三）保元徐图法

肿瘤未去，或已耐药，或有宿疾，或体弱年迈，但正气已虚。这时我们应采取扶正为主、酌情祛邪的方法。特别是高龄老年患者，更不能因治瘤心切，而不顾元气之有无。著名中医大师裘沛然先生在谈到肿瘤的治疗时认为"有形之积恐难尽伐，无形元气函宜扶助"。削除积聚非能短期见效，如果人的元气大衰，则无异于残烛遇风，息之速矣。存一分元气便有一分生机。这时我们可采用保元徐图法，保住元气，徐徐图之。

鲍某某，女，73 岁。直肠癌　　　ID 0009855362

2018 年 4 月 16 日就诊：患者便血两年，发现直肠肿物一个月。患者 2016 年出现便血，未予重视。2017 年 9 月出血加重。2018 年 3 月当地医院做肠镜示：距肛门 5~10cm 可见肿物环肠腔半周，易出血退出肠镜。病理报告：（直肠）高级别上皮内肿瘤，腺瘤重度异型增生、癌变。本院盆腔核磁示直肠中下段占位，符合直肠癌。肠周可见小淋巴结。腹部 CT 和胸部 CT 未见明显转移征象。外科建议手术，患者拒绝。经和患者沟通，再次拒绝手术，拒绝放疗。既往高血压，冠心病史。

刻下症

乏力明显，进食尚可，但食后腹胀，烧心。大便带血，鲜红色，黏滞难下，排便肛门下坠感。睡眠不佳，入睡难，早醒，近半年体重下降5kg。舌稍暗，苔薄黄。脉弦细。

此患者老年，因长期便血，乏力，睡眠不佳，体重下降明显，正气虚为主，又有大便黏滞带血之实证。正虚邪实，正虚为主时，虽有实邪，应扶助正气为先，兼以祛邪，减轻痛苦，缓而图之。故用保元徐图法治疗，拟补气升阳、凉血清热法。

方药

黄　连 5g	柴　胡 6g	砂　仁 9g
厚　朴 9g	陈　皮 10g	黄　芩 10g
生　芪 20g	葛　根 15g	当　归 10g
苦　参 15g	仙鹤草 30g	炒白芍 15g
炙甘草 10g	小蓟炭 10g	半枝莲 15g
三七粉（冲服）3g		

14 剂

复诊

2018 年 5 月 7 日复诊：患者乏力、食后腹胀好转，排便肛门下坠感减轻。大便仍带鲜血，排便费力，睡眠不佳。舌淡红，苔薄黄。脉弦，左细。

患者乏力改善，正气有所恢复，治则不变，酌情加养血安神药。再次与患者沟通，同意试用口服化疗药。检查血常规、生化正常后，与替吉奥胶囊口服，定期复查血象、生化。中药以益气健脾扶正为主，佐以凉血解毒燥湿。患者坚持治疗至 2019 年下半年，复查病情有所进展，停服替吉奥胶囊。后因疫情未再复诊。

（四）难症和解法

临床上病人的情况是较为复杂的。如病人宿有慢性疾病，又新得肿瘤；或患肿瘤时几个脏腑同时受病，症状复杂，治疗棘手。临床常见或宿疾新病、或多脏同病，虚实兼见、寒热错杂的复杂症状，这时需遵《内经》"寒者热之，热者寒之，……适事为故"的治则，寒证用温热之药，热证用寒凉之药，慎察寒热，适度用之。复杂的难症，以和为治。"和方之制，和其不和者也"（《景岳全书》），和方治疑难，施以难症和解的方法。

王某某，男，72 岁。腰部脂肪肉瘤　ID T001396359

2018 年 3 月 21 日就诊：腰部脂肪肉瘤术后复发再切除术后 3 个月。患者 2016 年 11 月在外院行腰部肿瘤手术，病理：脂肪肉瘤。术后未行放化疗。2017年11月复查核磁左腰部占位，考虑腰部复发，2017年12月在我院行腰部脂肪肉瘤扩切手术。术后病理符合黏液性脂肪肉瘤复发。术后局部伤口数次抽吸积液。

刻下症

久坐腰痛，腰部怕冷，伤口隐痛，易上火，经常牙痛，眼睛痛，白天多汗，动则自汗出，夜间盗汗，睡眠易醒，大便干，小便基本正常。饮食可。舌绛稍红，苔薄黄。脉弦细。

该患者为老年，症状寒热错杂，虚实兼见。一方面表虚自汗怕冷，一方面阴虚盗汗伤津，睡眠不佳，又有便秘、牙疼、舌绛苔黄等热象。本着"和以所宜"的原则，采用难症和解法，拟调和营卫、滋阴清热。

方药

桂　枝 6g	泽　泻 9g	柴　胡 9g
生　地 10g	丹　皮 10g	黄　芩 10g
知　母 10g	菊　花 10g	炒白芍 10g
浮小麦 30g	制鳖甲 10g	怀山药 15g
五味子 10g	煅龙牡 各10g	

14剂

复诊

2018 年 4 月 9 日复诊：服药后自汗、盗汗、便秘、上火、睡眠均改善，并见术后瘢痕结节缩小。但胃部不适，上方去黄芩、生地，加党参、干姜等继续调理。

（五）培土建中法

肿瘤病人多有脾胃运化失常的表现，或因肿瘤，或因行多次化疗，或采用其他方法治疗后伤及脾胃，出现恶心呕吐、不思饮食、腹胀便溏等，久之则会导致中气不足，形体消瘦。五脏皆禀气于胃，脾胃功能严重受损，会影响五脏之气。因此要特别关注病人的脾胃情况。《内经》告诉我们"诸虚不足求之脾胃"，清代尤在泾曰："欲求阴阳之和者，必求于中气，求中气之立者，必以建中也。"故培土建中，脾胃运化正常，才能吸收水谷精微，精气充足。中医认为脾主运化，胃主受纳，脾升胃降则和。在多年的临证诊治中，我根据脾胃失和的常见症状，总结出培土建中法治疗四则：补中气，助纳化，调升降，化湿浊。

1. 诸虚不足求之脾胃，贵在补中气

用药：黄芪、人参、白术、陈皮、升麻、甘草。

2. 诸脏不足求之脾胃，旨在助纳化

用药：党参、白术、内金、神曲、扁豆、麦芽。

3. 诸郁壅滞求之脾胃，意在调升降

用药：柴胡、枳实、砂仁、香附、陈皮、木香。

4. 诸湿痞满求之脾胃，寓在化湿浊

用药：藿香、佩兰、半夏、生姜、苍术、厚朴。

李某，女，30 岁。结肠癌术后　　　ID T001448919

2017 年 7 月 12 日就诊：患者结肠癌于 2017 年 5 月 2 日行结肠癌根治术，部分膀胱、部分乙状结肠、腹膜后淋巴结切除。术后病理示肿瘤侵犯膀胱 T4B，淋巴结 10/14，腹膜后纤维组织可见癌浸润。2017 年 5 月 25 日经我院病理科会诊：结肠印戒细胞癌，浸透浆膜层，侵及膀胱组织（T4B），淋巴结转移（10/14），腹膜后纤维脂肪组织可见癌浸润，未见脉管癌栓，肠管切缘未见癌。2017 年 6 月 7 日腹盆 CT：乙状结肠癌术后，腹膜后淋巴结转移？胸部 CT（未见异常）。2017 年 6 月 13 日行 XELOX 方案化疗。化疗消化道反应严重，体重下降明显，HB 7.5g。内科建议停化疗。

刻下症

恶心呕吐严重，无法进食，乏力，嗜睡，大便 2 日未行，消瘦，近期体重下降 5kg，（身高 1.63 米，术前体重 40kg，术后 35kg）。舌淡，齿痕，苔白。脉沉细。

此患者虽年轻，但手术和化疗后，恶心呕吐严重，纳呆，乏力，面色㿠白，瘦弱明显。可见脾胃大伤，以致身体虚弱无力。诸虚不足求之脾胃，调和脾胃宜用甘平。先以降逆和胃、健脾益气恢复胃气，拟旋覆代赭汤加异功散加减。

复诊

一周后复诊，呕吐消失，进食好转，仍轻度恶心，乏力，腹胀，大便不畅。拟益气养胃、健脾助运法调理脾胃，随证酌情加减。

方药

生　姜 三片	砂　仁 9g	党　参 15g
生　芪 15g	陈　皮 10g	大　枣 15g
内　金 15g	当　归 10g	扁　豆 15g
炙甘草 10g	姜半夏 10g	怀山药 15g
绿萼梅 10g	生谷麦芽 各10g	

14剂

患者服药后食欲改善，饱胀感减轻，出汗乏力缓解。进食量增加，主食由每日3两逐渐增至7~8两。体重逐渐增加，2017年底体重42kg，2019年2月体重恢复到46.5kg，一般情况好。在调理脾胃的基础上酌情加用解毒散结药物。后复查发现腹膜后淋巴结转移进展，酌情化疗同时结合中药治疗。此患者通过培土建中法治疗恢复脾胃功能和体力，赢得了生存时间。当肿瘤再次进展时，为进一步治疗创造了身体条件。

（六）扶元养正法

病人经治疗肿瘤临床治愈，病邪已去；或肿瘤得到缓解病情稳定，但元气大伤，症见神疲无力，饮食不振，倦怠嗜卧等。此时帮助病人恢复正气为首要。治疗应以扶元养正为大法，扶助元气，补养正气。病后虚弱，切忌过补，用药谨遵"扶元养正宜用其平"，根据病人气血虚损情况，"形不足者，温之以气，精不足者，补之以味"进行调理。

刘某某，男，61岁。胃癌根治术后，吻合口瘘3个月

ID T000909810

2012年9月8日初诊：患者于2012年3月19日行胃癌根治术，术后出现不全肠梗阻，经治疗好转。2012年4月10日呕血，血管造影提示脾动脉出血，行脾动脉栓塞术。2012年6月21日复查胃镜提示空肠食管吻合口瘘，并出现双侧胸腔积液，放置胃管减压，行胸腔穿刺引流胸水。2012年7月30日行上消化道造影及腹部CT仍提示空肠残端瘘。于2012年8

月6日剖腹探查，清创、腹腔引流，术中发现腹腔粘连严重，脾脏萎缩，胆囊坏疽肿大。予以游离腹腔粘连，冲洗腹腔后留置引流管，胆囊造瘘经皮引流。因引流口渗出液较多，用西药对症治疗仍较长时间不能愈合，要求配合中医治疗。

刻下症

腹胀纳差，不欲饮食，气短乏力，口干，大便干燥，体重减轻明显。引流物为淡黄色，气味恶臭。舌红，苔薄黄，少津。脉弦短。

此患者六个月经历了大小几次手术，肿瘤切除，但因术后数个并发症已使元气大伤，同时有引流物为黄色恶臭之热证。先用健脾理气、滋阴养胃法调理中焦，恢复脾胃升降功能。服药两周后腹胀减轻，有饥饿感，可进少量流食。引流伤口不愈，乃为中气不足所致。随后用扶正养元法，以李东垣补中益气汤为主，补中气之不足，举阳气之下陷，酌情加清热排脓、养血生肌之药，并根据病证变化情况，逐渐加大生黄芪的剂量。治疗一月后，患者可正常饮食，引流物减少且异味减轻。

复诊

2012年12月27日复诊：已拔除引流管，创口愈合，无脓性分泌物。拟带中药出院。患者饮食可，乏力明显减轻，大便基本正常，体重有所恢复，睡眠欠佳。血色素

90g/L，血小板 83×10^9/L，白细胞 3.15×10^9/L。舌淡红，苔薄白。脉沉细。予益气养血、健脾和胃法调理。

党 参 20 g	茯 苓 15 g	白 术 10 g
陈 皮 10 g	黄 芩 10 g	甘 草 10 g
当 归 10 g	阿 胶 10 g	大 枣 10 g
龙眼肉 10 g	生黄芪 50 g	三七粉 3 g
炒白芍 20 g	生薏米 15 g	焦三仙各 10 g

14 剂，带药出院。

患者在门诊多次复诊：继续以补中益气汤为基础方加减进行调养。用甘温补虚扶助元气，甘平养胃建立中气，并用药食同源的八仙糕打粉冲服进行调理。患者按期复查未见肿瘤复发，食欲佳，排便正常，体力充沛，身体已完全康复。每年多次自驾出游，正常生活至今。

第二章

肿瘤常见症状的病因病机与理法方药

一、概述

中医诊治病症有其独特的理论，形成理法方药完整的体系。从望、闻、问、切四诊得到病人的整体信息，审证先察病机，后立治法，施方药。《素问·至真要大论篇》在阐述列举病机十九条后，特别强调："谨守病机，各司其属，有者求之，无者求之，盛者责之，虚者责之，必先五胜，疏其血气，令其调达，而致和平。"百病所生，不同的病因病机，会相应产生不同的症状。谨记寻究病机，求病变虚实所出之由，追责正邪虚实之本，明其理而后可立其法，胜者泻之，虚者补之，使五行更胜如常，疏其壅塞，气血通调，才能达到阴阳和平。唐代名医孙思邈亦指出"夫欲理病，先察其源，候其病机"为治病之要。故临证谨守病机是中医诊治疾病之首要原则。

把握阴阳，是我们寻求病机的根本。"是以圣人持诊之道，先后阴阳而持之""审其阴阳，以别柔刚，阳病治阴，阴病治阳"。辨阴阳为诊治疾病审察病机必持之道。柔为阴，刚为阳，审阴阳则可以立治法。此为中医诊治疾病之道，亦需在临证实践中不断加深理解掌握之。

欲知其内，须察其外。中医诊病的方法是通过候象而知内。"视其外应，以知其内藏，则知所病矣"。五脏藏精神、血气、魂魄，六腑化水谷而行津液，功能各有所主而呈象于外。治病首先要观察色脉之应，这是审病之要则，遵其要不疑。《内经》曰："善诊者，察色按脉，先别阴阳。审清浊，而知部分；视喘息，听音声，而知所苦；观权衡规矩，而知病所生，按尺寸，观浮沉滑涩，而知病所生而治；无过以诊，则不失矣。"善于诊病的医生，通过观察病人的面色，诊脉象先辨别阴阳。五脏主色不同，故望面色青赤黄白黑，可知病之所在脏腑；视喘息、听声音可了解病人痛苦所在；观四时所应之脉象，知病所生之由，按脉之浮沉滑涩，知病阴阳表里而治之，则医之无失矣。除察色、闻声、按脉之外，还有一重要方法，即问诊。"治之极于一。……一者因得知"。即因问而得之。诊病不能忽视的重要方法，即在与病人接触中因询问而得之病情。因此，问诊是我们了解病症的重要方法之一。《内经》告诉我们望闻问切是诊病的基本方法，详细掌握才能做到无误无失，可见古人诊病之细致精微。并强调"凡治病，察其形气色泽，脉之盛衰，病之新故乃治之，无后其时"。治病之前，要观察病人的形态气色，脉之强弱，了解病之新宿时间长短，必先其时而治。

如何司外而揣内，通过症状表现而知五脏病?《内经》曰："故肺病者，喘息鼻胀；肝病者，眦青；脾病者，唇黄；心病者，舌倦短，颧赤；肾病者，颧与颜黑。"肺主气，鼻为肺之官，肺病则喘息鼻张；目为肝之官，其色为青，肝病则眦青；口唇为脾之官，其色为黄，脾病则唇黄；舌为心之官，其色为赤，心病则舌卷颧赤；耳为肾之官，其色为黑，肾病则颜面黑。了解五脏所主，从五官之色、态可知病之所在。再如，"头者精明之府，头倾视深，精神将夺矣。腰者肾之府，转摇不能，肾将惫矣……"头为精明之府，腰为肾之府，头低垂难举，目下陷而无光，乃神气衰微将败；腰不能摇转，乃为肾气衰矣。

"气胜伤恐者，声如从室中言，是中气之湿也。言而微，终日乃复言者，此夺气也。"闻声音的浑清、盛弱、重言倒语与否，可知气之虚实，邪之所属。

审证是我们知阴阳寒热确立治法的首要环节。《内经》阐述了多种症状的表现和病机。如"人之振寒者，何气使然"？"寒气客于皮肤，阴气盛，阳气虚，故为振寒寒傈"。振寒之证因寒气客于皮肤而生，其病机为阴气盛，阳气虚故而。又如"人之哕者，何气使然""谷入于胃，胃气上注于肺。今有故寒气与新谷气俱还入于胃，新故相乱，真邪相攻，气并相逆，复出于胃，故为哕"。哕，即呃逆也。人之水谷入胃，其精微之气先上注于肺，而后行于脏腑营卫。若中焦有寒气，则新入之谷气凝聚而不行，气不行则还留于胃，逆而上出故为哕。详细掌握脏腑经络气血的功能，才能通过症状洞悉病因病机，善于发现症状特点，根据病机审证求因，立法施治。为了更客观地了解病症的原因，《内经》告诉我们还要做到"入国问俗，入家问讳，上堂问礼，临病人问所便"。医生问诊时，不仅要了解病症的情况，也要了解病人的生活习俗，病人的喜恶和愿望，怎样觉得合适。这些询问对掌握病情和治疗有重要意义。"数问其情，以从其志"，体现了中医治病的人性和伦理。明代医家张景岳总结概括了中医问诊的要点，写了十问歌，可见古代医家对详细问诊的高度重视。

"切脉动静而视精明，察五色，观五脏有余不足，六腑强弱"，脉象亦可反映脏腑的虚实，参照形、色可决病情预后。如："脉盛，皮热，腹胀，前后不通，闷瞀，此谓五实。脉细，皮寒，气少，泄利前后，饮食不入，此谓五虚"，实为邪气盛。心主脉，脉盛为心受邪盛；肺主皮毛，皮热为肺受邪盛；脾主运化，运化不周则腹胀，故腹胀为脾受邪盛；肾司二便，前后不通为肾受邪盛；肝主目，眼目昏花、烦闷为肝受邪盛，此为五实。反之脉细为心气不足，皮寒为肺气不足，气少为肝气不足，泄利前后为肾气不足，饮食不入为脾气不足，此为五虚。脉象不仅可知脏腑之虚实，亦可得知气血之盛衰，病情之演变。如"夫脉者，血之府也。长则气治，短则气病，数则烦心，大则病进……"长脉主有余之病，短脉主不及之病，数脉为热，大脉为病进之象。《内经》强调"治之要极，无失色脉，用之不惑，治之大则"。诊治病症，色脉相参，此为治病之要则不得疑惑。脉象，是了解病人正邪虚实和病情转归的重要方法。明代医家李时珍著《濒湖脉学》，总结记述了二十七种脉象，以主病诗歌诀的形式高度概括了不同脉象所主之病，成为我们学习脉学必读之书。

　　望闻问切是建立在中医理论基础之上的独特的诊病体系和方法，是中医立法施治的第一要极。古人讲：医之审病，如吏之审案。熟练掌握候象审证四诊方法，才能施治适宜，效如桴鼓。

　　本章对每一个症状分为病因病机、理法方药、兼症加减、疏过谨知四个部分讲述，并后附案例。病因病机以

《内经》论述为依据，力图简明扼要。理法方药则是根据病因病机理论，确立治则治法和组方遣药。兼症加减是在主症的同时，兼有的其他症状及用药。疏过谨知是根据临床经验，对治疗用药的注意事项特别加以说明。后附上病例以进一步说明针对该证理法方药的具体应用和效果。

二、恶性肿瘤常见症状

（一）元气虚损之乏力

1. 病因病机

元气虚损之乏力与一般脾虚之乏力不同，元气亦称真气，以先天之精、后天之谷化气成形，元气充足则人有精气神。李东垣曰"气乃神之祖，精乃气之子，气者精神之根蒂也"，可见神疲体倦为元气虚损之特点。"四支不得禀水谷气，日以益衰，阴道不利，筋骨肌肉无气以生，故不用焉"。古人云：久虚不复谓之损，气虚日久则伤形。肿瘤病人元气虚损之乏力，或因体虚日久未得恢复，或因多次或长期治疗后气虚而伤形。《内经》曰："形归气""气生形""气实形实，气虚形虚"，损伤元气者，本皆虚证，"但伤元气，皆无非虚损病也"。

元气虚损之乏力，其病机为元气受伤，久致虚损。其治疗需遵"损者温之""形不足者温之以气"为原则，以培补元气为要。"脾病者四肢不用"，脾主四肢，主肌肉，脾虚则四肢无力。然形与味、气与血为阴阳互生，"化生精，气生形"，用药需兼顾健脾和营，使精气有化生之源，方得化精生形。治则以补培元气为主，兼顾健脾养营。

2. 理法方药

可选人参养荣汤《太平惠民和剂局方》

肉　桂 6g	大　枣 5枚	白　术 10g
远　志 10g	生　姜 10g	白　芍 10g
当　归 10g	陈　皮 10g	茯　苓 10g
炙甘草 10g	熟地黄 15g	五味子 10g

人参 3g（另煎，或潞党参 20~30g）

炙黄芪 20~30g

此方由补气经典方四君子加陈皮，以及四物加减化裁而成。原方治疗脾肺气虚、荣血不足所致身倦肌瘦，气短色枯，惊悸健忘，食少无味等。方中以人参、黄芪、炙甘草、茯苓、白术，补气健脾，重用人参培补元气，熟地、当归、白芍益肾养血。此方用药亦有独到之处，肉桂苦辛无毒，《神农本草经》记载与人参合用可助脾阳行运化，导诸药入营生血；五味子酸温无毒，为治劳伤羸瘦补不足之要药，佐补气药可补元气不足，收耗散之气；加陈皮甘

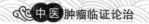

温理气健脾，助脾之运化而防补气之壅滞；四物去川芎，以防辛散伤气。人参养荣甘温培元，佐以酸收，用于虚损之乏力药性平和，为培元补气健脾养荣的代表方。

3. 兼症加减

乏力兼汗出者，五味子加量，煅龙牡。

乏力兼纳呆者，加鸡内金、生麦芽。

乏力兼虚热者，炙黄芪改生芪加麦冬，熟地改生地。

4. 疏过谨知

虚损之元气大伤者如感受伤寒，不可过用辛温发汗之剂。久病以致气血不足，营卫不固，正气抗邪于表，则元气更加虚弱。此属内虚兼表之证，应本着"虚人伤寒建其中"的原则，原方去肉桂加桂枝重芍药，桂枝辛甘发散解肌祛邪，使原方寓含建中之意，在扶助正气的前提下，调和营卫，外邪自退。

唐某某，女，64 岁。食道癌术后一年余　ID 9551224

2007 年 6 月 19 日就诊：患者于 2005 年 9 月 26 日行食道癌根治术，术后病理：食管溃疡型高分化鳞癌，2.5cm×2cm，未见脉管癌栓，侵及肌层，淋巴结转移 2/20，断端（－），T2N1MO。2005 年 10 月 31 日当地医院行 EP 方案化疗，2006 年 1 月 9 日行放疗 50GY/25F/31D，随后定期复查。2007 年 6 月 14 日复查胃镜未见复发。

刻下症

近半年乏力气短明显，休息后无改善，难以完成家务，不能洗衣服，精神差，饮食可，二便基本正常，睡眠欠佳。舌红，苔薄黄。脉沉细。

此病人经过手术、化疗、放疗后病情缓解，但体力未得到很好恢复，近半年乏力明显，与治疗后元气受损有关，予人参养荣汤加减。舌红表明血分有余热。炙黄芪改为生黄芪，熟地改为生地，加女贞子。

方药

肉　桂 6 g	生　芪 30 g	白　术 10 g
党　参 15 g	白　芍 10 g	当　归 10 g
生　地 10 g	茯　苓 15 g	砂　仁 10 g
陈　皮 10 g	炙甘草 10 g	炒内金 15 g
女贞子 10 g		

14 剂，水煎服

复诊

2007 年 7 月 13 日复诊：诉乏力明显减轻，能洗少量衣服，可做一般家务，偶有泛酸。舌淡红，苔白，脉沉细。

33

上方治则不变，加健胃药稍作调整。

肉　桂 6g	生　芪 30g	白　术 10g
陈　皮 10g	茯　苓 15g	党　参 15g
当　归 10g	熟　地 10g	大　枣 10g
炙甘草 10g	炒内金 15g	炒白芍 10g
炙远志 10g	五味子 10g	乌贼骨 10g

14 剂

继续治疗后体力恢复。

（二）自汗

1. 病因病机

古人对自汗有生动的描述："自汗者，濈濈然无时而动作则益甚"（《医述》）。濈濈是汗出的样子，自汗是患者在无活动的情况下无时的汗液外渗，活动则加重的症状。肿瘤病人常有自汗，多因体虚或因治疗后中气不足、营卫失调而成。《内经》曰："阳加于阴谓之汗"，汗乃人体津液在阳气的气化蒸腾下而产生。汗为津液所化，汗液的生成源于津血。"腠理发泄，汗出溱溱是谓津"，卫为阳，津为阴。"津脱者，腠理开，汗大泄"，故汗为阳气与阴津相互作用的结果。腠理者，卫气所司，人以卫气固其表，卫气不固则腠理开，津液为之发泄濈濈然汗出。临床上，又有头面多汗、食则汗出，动则身汗、汗出泄衣等不同汗出特点。但其病机则基本相同。"头为诸阳之会，风克之则皮腠疏，故头面多汗""脾胃风热，常不可单衣，腠理开疏，故食则汗出"。由此可见，自汗的病机为卫气不固、腠理开疏。其治则以益气固表、调和营卫为大法。

2. 理法方药

可选桂枝汤（《伤寒论》），在此方基础上加味。

生　姜 10 g　　　　大　枣 10 g　　　　桂　枝 10 g

炒白芍 10 g　　　　炙甘草 6 g　　　　炒白术 10 g

五味子 10 g　　　　黄　芪 15~20 g

桂枝汤在《伤寒论》中除治疗太阳中风表虚证外，也用于治疗非外邪所致之营卫不和。"病常自汗出者，以卫气不共荣气谐和故尔。以荣行脉中，卫行脉外。复发其汗，荣卫和则愈，宜桂枝汤""病人脏无他病，时发热自汗出而不愈者，此卫气不和也。先其时发汗则愈，宜桂枝汤"。可知桂枝汤治疗卫气失于固护开阖，腠理疏松而致的营阴外泄的自汗出证。从药物组成来分析，桂枝配芍药，一散一收，开阖相济，有调和营卫，敛阴和阳的功效。同时，桂枝、生姜、大枣也是食材，药食同源，有调和脾胃温养中州之功。而"人之所以汗出者，皆生于谷，谷生于精""汗者，精气也"，脾胃为气血、营卫化生之源，所以，桂枝汤可针对自汗的病机，使脾胃调，营卫和，为调和阴阳的代表方。医家称之为"外证得之解肌和营卫，内证得之化气调阴阳"。肿瘤患者自汗多兼有气虚，故桂枝汤基础上加生黄芪、炒白术、五味子。生黄芪性温，"益气固表，气虚莫少"，补益中气而固表；白术健脾和营，助化生之源；五味子酸温，益气生津而敛汗。桂枝汤加此三味药用于肿瘤病人之自汗，效果更佳。

3. 兼症加减

汗出心悸者，炙甘草加量，桂圆、茯神。

汗出肢冷者，炮附子，干姜易生姜。

汗出血虚者，熟地、当归、阿胶。

4. 疏过谨知

自汗者不宜一味用固涩，《内经》云"夺血者无汗，夺汗者无血"，血汗同源，失血者汗少，汗多者血虚，汗过多则反动营血，心失所养，不能摄血，则溢而为汗。养阴血调营气则卫气自和。如用益气固表的方法仍汗不止，要观察患者是否有血虚的情况，如面色㿠白、心悸怔忡、夜寐不安等，特别是患者化疗后，血象是否低下。这时，可酌加补血养心药，如阿胶、龙眼肉等。

姜某，男，50 岁。右肺小细胞肺癌 化疗放疗后

ID T001499740

2018 年 4 月 28 日就诊：体检发现右肺占位，进一步查胸部 CT 见右肺下叶占位，右肺门、纵隔、右锁骨上淋巴结。2017 年 11 月在北大人民医院行 EBUS 术后病理：2 组，7 组淋巴结活检为小细胞肺癌。腹部、头颅核磁及骨扫描未见异常。即行 EP 方案化疗，2 周期复查病灶缩小不明显。2018 年 1 月 15 日开始放疗，范围：右肺病灶 / 转移淋巴结，及淋巴结引流区。剂量：95%PGTV 64GY/95%PTV50.4GY/30F。2018 年 3 月 8 日放疗结束。其间继续化疗，化疗期间曾有白细胞下降，目前完成 6 周期化疗，末次化疗 3 月 21 日。

刻下症

出汗多，活动后明显，身怕冷，手足喜凉，睡觉盖被不盖脚，夜间亦有出汗，午后心烦难受，睡眠不安，曾服劳拉西泮略有减轻，右侧季肋处疼痛，服奥施康定 20mg，Q12h，疼痛控制可，腹部胀满，大便间断服用通便药。舌稍绛，苔薄。脉沉细。

既往无高血压、糖尿病史。

此患者化、放疗后身体阴阳俱虚，营卫不和。自汗出、身怕冷而手足热、心烦为其典型表现。因服用阿片类止痛药可有腹胀便秘的副作用。拟调和阴阳、健脾理气法，方用黄芪桂枝汤加味。

方药

干　姜 6g	桂　枝 9g	枳　壳 9g
党　参 10g	当　归 10g	大　枣 10g
陈　皮 10g	知　母 10g	生黄芪 30g
炒白芍 10g	炙甘草 6g	炒枣仁 20g
浮小麦 30g	五味子 10g	

14 剂

复诊

患者复诊，出汗、怕冷、睡眠好转，调方继续服用中药。

（三）飧泄

1. 病因病机

飧泄，为泄泻的一种。古人云：泄水谷不化，谓之飧泄。可见泄下物为完谷不化是飧泄的特点。肿瘤病人常有消化不良之泄泻，或因素有脾胃不和之旧疾，患病后影响消化吸收；或因肿瘤引起之脾胃虚弱难当消化；或因肿瘤治疗伤于脾胃未能及时调整而成慢性消化不良之飧泄。有的患者消化不良泄泻短则数月，长则一、二年以上。《素问·脏气法时论》曰："脾病者，虚则腹满肠鸣，飧泄食不化。"飧泄之本，盖由脾虚可见矣。然太阴阳明为表里，太阴脾脏为阴，阳明胃腑为阳。"胃者水谷之海，六腑之大源也。五味入口，藏于胃以养五脏气。"脾主运化，主升清；胃主受纳，主降浊。"脾主为胃行其津液者也"，通过受纳、运化、升降化生气血津液而奉养全身。《内经》阐明了脾胃功能在消化水谷津液中的作用。胃虚则受纳不藏，脾虚则运化失司，脾胃虚弱则不能运化水谷，谷气下流而生完谷不化之飧泄为其病机。故治则以健脾养胃、培土助运为大法。

2. 理法方药

可选资生丸（《证治准绳》）

陈　皮二两	桔　梗五钱	黄　连三钱
藿　香五钱	泽　泻三钱半	茯　苓一两半
莲　肉一两五	山　药一两五	芡　实一两五
炒扁豆一两半	炙甘草五钱	炒麦芽一两
炒山楂二两	白豆蔻三钱五	炒神曲二两
炒薏仁一两半	人参炒白术各三两	

共为末，炼蜜丸，每丸两钱，每服一至两丸，日服两至三次。（注：方中剂量为明代剂量，且为做丸药所设，因

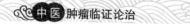

版本不同剂量略有出入，故未化为现有克重，仅供参考）

资生丸是明代医家缪希雍所创的调理脾土之方。脾胃属土，为一身之坤元，取其与世间万物生命顺从大地坤元资生之意。人参、白术补脾气；山药、扁豆、莲子补脾阴；脾喜燥恶湿，运化不及则湿盛，以茯苓、薏仁、泽泻健脾利湿；藿香、白蔻芳香化中焦湿滞；麦芽、神曲、山楂开胃气助消化；陈皮行气以防补药之滞；飧泄日久可生内热，黄连清胃中伏火；桔梗、泽泻升清降浊。该方药味甘温淡平，且甘温补虚中少用苦寒清热，以防甘味过之而生湿；淡渗利湿中兼以补阴，以防津枯而阳陷。全方配伍周全，健脾养胃，有补有消，有升有降，使脾胃功能恢复正常。脾胃既和，谷气上升，纳食、运化、吸收水谷正常则飧泄自愈。丸剂和缓，更适用于慢性病调理。

3. 兼症加减

飧泄兼泄后腹中隐痛者，炒白芍，去桔梗易生芪，葛根。

飧泄日久兼气短乏力者，炙黄芪，怀山药加量。

飧泄兼进凉食加重者，干姜，肉豆蔻易白蔻。

飧泄兼身冷畏寒者，炮附子，生姜。

4. 疏过谨知

脾胃虚弱而生飧泄，以中焦脾土运化失司为本。临证需细辨脾胃虚弱孰轻孰重。能食不化病在太阴脾土，不能饮食则病在阳明胃土，用药亦需有所侧重。脾宜升则健，切忌过用辛热更伤脾阳；胃宜降则和，切忌过用苦寒重伤胃阴，以甘补之，以淡泻之。调补脾胃宜用甘平。

时某某，男，59 岁。左肺鳞癌 1 年　ID T001558975

2018 年 5 月 21 日就诊：患者 2017 年 7 月因咳嗽、咳痰带血就诊于当地医院，胸部 CT 检查发现左肺占位，考虑肺癌，伴阻塞性肺不张，阻塞性肺炎，纵隔淋巴结转移可能，左侧胸膜局部增厚，左侧胸腔积液。心包少量积液，左锁骨上淋巴结转移。支气管镜结果：左主支气管远端可见新生物完全阻塞管腔。病理；中分化鳞癌。外科考虑病变与心脏、血管密切，不建议手术。于 2017 年 7 月 13 日开始化疗＋阿帕替尼治疗。化疗（化疗药物不详）6 个周期，病变缩小，左肺完全复张。末次化疗 2017 年 12 月因心脏不适未行放疗。2018 年 1 月改为口服替吉奥 40mg BID＋阿帕替尼 250mg/ 日治疗。复查病情稳定。但腹泻严重，停药 10 天仍腹泻。

既往房扑病史。

刻下症

腹泻腹痛，每天 8~9 次，稀水样，伴未消化食物，食

41

欲不佳，乏力，腿软，咳嗽少痰，不易咳出。睡眠易醒，夜尿多，5~6次。近3个月体重减轻10kg。舌绛红，苔少。脉细数结代。

此患者口服化疗和靶向药后，出现严重腹泻，其特点为水样便，伴不消化食物，并兼有腹痛，纳差，乏力。故此为飧泄，由脾虚中州不能运化水谷，胃纳不佳导致中气不足，又有腹泻日久损伤津液之象。故拟健脾养胃，益气敛阴。

方药

当　归 9 g	党　参 20 g	大　枣 15 g
生　芪 20 g	芡　实 10 g	山萸肉 9 g
炒白术 10 g	炒扁豆 15 g	炙甘草 10 g
莲子肉 10 g	怀山药 15 g	炒白芍 20 g
五味子 10 g	炙杷叶 10 g	

14 剂

复诊

2018年6月6日复诊：服上药后腹泻明显改善，大便成形，现1~2天大便1次，已无腹痛。食欲欠佳，干咳咽痒，夜尿频，6~7次。舌稍绛，苔少。脉沉细。

调整上方加减，加陈皮、内金、麦芽等助运养胃，紫苑、麦冬等养阴止咳。继续治疗。

（四）泄利

1. 病因病机

泄，谓无形之气泄漏；利，意为疾，迅猛，古亦通"痢"。泄利为稀便快速排下之意。如《内经》曰："五气所病，……大小肠为泄。"大肠为传道之府，小肠为受盛之府，受盛之气既虚，传道之司不禁，故为泄利。泄利与脏腑的关系，《内经》多有描述："脾病者，虚则腹满肠鸣，飧泄食不化。"意指脾虚不能运化水谷则病飧泄。"寒清于中，肠中鸣，注泄鹜溏名木敛，……病本于肝"。谓阳气不行，内感寒气，木胜脾土则注泄鹜溏。鹜，即鸭子，形容大便水粪相杂，青黑色如鸭屎状。"一阳发病，少气善欬，善泄"。谓胆气乘胃故善泄。"诸厥固泄，皆在于下"，下，谓下焦肝肾气也。肾司摄纳封藏，封藏失司则二便失禁，久泄滑脱。"久泄皆由肾命火衰，不能专责脾胃"说明泄利与脾、肝、肾脏相关。从泄利之物又可察知伤于寒、热、湿等邪之不同。《内经》："肠中热则出黄如糜，肠中寒则肠鸣飧泄""湿盛则濡泄"。肠热泻下便黄如糜，肠寒腹鸣飧泄，湿盛则泻下黏滞不爽。由上可知，泄利。可因脾虚失运、木胜克土、肾阳火衰而成，又有寒、热、湿之不同。故治疗泄利当考虑健脾和中、平木扶土、温补相火等酌情施治。

肿瘤病人在化放疗期间，常会出现泄利证，亦为化疗药物或靶向治疗药物的常见消化道副作用之一。在接受直肠、盆腔、腹部放疗的患者中，也会引起泄利。在临床诊治肿瘤患者的泄利时，可根据泄利的特点，遵《内经》"五脏者，故得六腑与为表里，经络支节，各生虚实，其病所居，随而调之"，酌情以补中、调气、燥湿、固肾等法而治之。

2. 理法方药

①泄利肠鸣

泄利肠鸣为中气不足，脾阳不振难以运化水谷，脾虚失运，中焦虚寒之证。《内经》云："中气不足，溲便为之变，肠为之苦鸣。"脾气虚寒则不能腐熟水谷至下利日数十行，中气不足则腹中雷鸣。治宜补脾和中，方用甘草泻心汤加味。

人　参三两　　　黄　芩三两　　　干　姜三两

黄　连一两　　　半　夏半升（洗）　　大　枣十二枚

炙甘草四两

"伤寒中风，医反下之，其人下利日数十行，谷不化，腹中雷鸣，心下痞硬而满，……此非结热，但以胃中虚，客气上逆，故使硬也。甘草泻心汤主之。"甘草泻心为半夏泻心之变方，虽为痞证之方，但甘草泻心汤证之泻下以下利日数十行，谷不化，腹中雷鸣为特点，其病机为脾虚下陷中气不足。观其药物组成，本方重用炙甘草温中补脾，人参大枣益气和中，配干姜温中散寒；半夏、黄连辛开苦降，使脾胃升降功能恢复，故临床多有显效。

兼症加减

泄利肠鸣兼里急后重者，去人参、干姜加葛根，黄连加量。

泄利肠鸣兼大便黏滞者，去干姜加白术、厚朴、茯苓，甘草减量。

泄利肠鸣兼腹部隐痛者，去黄芩加柴胡，炒白术、炒白芍。

②泄利腹痛

泄利腹痛，痛泻不止为肝旺脾虚。古人曰：脾虚故泄，肝实故痛。如李东垣《脾胃论》："肝木妄行，胸胁痛，口苦舌干，……腹中急痛。"。此为《内经》"木气不平，土金交薄，相迫为疾"是也。肝木有余，反薄肺金，而乘脾土。治宜泄肝扶脾，方选《景岳全书》痛泄药方加味。

陈　皮_{半两}　　　防　风_{一两}　　　炙甘草

炒白术_{三两}　　　炒白芍_{二两}

此方为太阴、厥阴药。白芍酸寒，能收能补，寒泻肝火，配甘草缓急止痛；白术甘温，甘补脾，温和中；陈皮辛温，行气理中，使气行痛止；防风辛散肝风疏脾土，"风气通肝，木胜脾土，故洞泄生也"，风药胜湿，防风配

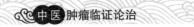

白术又可增加白术燥湿之功，为引经要药。

兼症加减

泄利腹痛兼小便不利者，加党参、茯苓。

泄利腹痛兼腹部胀满者，加厚朴、生姜。

③泄利不禁

泄利不禁，至圊即去为肾阳虚衰，命门不固。《医述》云：“元阴不足而泄泻者，名曰肾泄。其状则水谷不分，至圊即去，足胫冷，少腹下重。”泄利不禁者，或素有肾阳虚衰，肾虚生寒而致命门不固，或久泄不愈太阴传于少阴，或寒中下焦肾阳不足不能司禁固之权，至厕即泄，严重者特别是老年人咳嗽时即有粪便泻出。此多为命门火衰，火不暖土所致。治宜温补相火，方选《证治准绳》四神丸加味。

五味子 9g   肉豆蔻 9g   吴茱萸 3g

生山药 15g   破故纸 12g

补骨脂又称破故纸，辛，大温，无毒。《本草纲目》李时珍曰：“治肾泄，通命门，暖丹田，敛精神。”本方重用补骨脂温肾止泻为君药，肉豆蔻辛温，“暖脾胃，固大肠”、温中止泻。吴茱萸味辛苦，性大热，归肝脾肾经，有温中助阳止泻之功；久泄伤气，五味子补元气不足，收耗散之气。久泄不固之人，往往阴液亦伤，山药味甘归脾，液浓益肾，可固摄气化，加山药可益脾之阴，助肾之固而不缓其方之药力也。

兼症加减

泄利不禁兼四肢不温者，桂枝、附子。

泄利不禁兼中气不足者，党参、白术。

3. 疏过谨知

泄利一证，虚实多端。治泻，不可固涩太早，恐留滞实邪，盖因脾虚易生湿，积滞易生热是也。另腹部肿瘤、肠癌晚期患者需详审病情，避免固涩太过出现肠道气机痞塞不通而引发梗阻。治泻，不可执泥一脏，泄泻之本，无不由脾胃，但五脏虚而相并，"脾虚肝气并之，肾虚脾气并之"，需随证审之调之，避免偏疏而生他症。

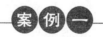

孙某某，男，61 岁。直肠癌根治术后　　ID 9520042

2001 年 6 月 9 日就诊：患者 2001 年 4 月 6 日行直肠癌根治术，病理本人不详。于 4 月 23 日化疗一次，FT207 1000mg，CF300mg。患者术后出现腹泻肠鸣，化疗后加重，每日 10 余次 -20 余次，肠鸣如气过水声，黏液便，大便下坠感，时有大便不觉流出，大便失禁，纳呆，乏力，体重下降。舌淡红，苔白。脉沉细。

此患者腹泻特点为泄利肠鸣，大便失禁，且术后化疗后损伤脾胃，不思饮食，脾虚生湿，中气下陷。治宜补脾升阳，养胃和中，方用甘草泻心汤加味。

方药

黄 连 6g	升 麻 6g	黄 芩 10g
党 参 15g	茯 苓 15g	葛 根 10g
芡 实 10g	甘 松 10g	姜半夏 10g
炙甘草 12g	炙黄芪 30g	炒白术 10g
炒白芍 10g	炒内金 15g	生谷麦芽 各10g

复诊

6月13日复诊：诉服药两剂后，泄利止，5剂药后开始有食欲，效不更方，上方继服。随访大便成形，每日排便5~6次，无下坠感，食欲好，体力改善。

孟某某，男，65岁。左肾癌术后2年 ID T001461921

2018年5月2日就诊：患者于2016年7月在中国医学科学院肿瘤医院行左肾癌手术，术后病理：透明细胞癌Ⅲ级，直径7.5cm，可见脉管癌栓。同时检查发现双肺转移。2016年12月开始多吉美治疗至今。期间按时复查评效病情稳定（SD）。主要不良反应为腹泻、手足皮肤反应、消瘦。2017年12月复查纵隔4R区淋巴结肿大1.6cm，考虑转移。2018年3月5日复查较前略增大为1.8cm，2018年4月9日复查胸腹CT大致同前。

刻下症

腹泻肠鸣，腹部绞痛，进油、肉食或过饱后腹泻加重，呈水样便，泻下后腹部下坠不适，消瘦明显，乏力，近两年体重下降约22kg（150斤下降至105斤，身高1.8米），手足皮肤疼痛，皲裂，食欲尚可，睡眠困难需服安眠药。舌淡红，苔少。脉弦细。

患者因药物副作用引起腹泻，泄利肠鸣腹痛，泄利后下坠不适，休息后才缓解。此为泄利日久耗伤元气，脾虚中气下陷，同时脾虚肝气并之，肝胜而致痛，拟补中益气加痛泻要方加味。

方药

防　风 6g	升　麻 9g	柴　胡 6g
当　归 6g	干　姜 6g	陈　皮 10g
大　枣 10g	山　药 15g	芡　实 10g
炒白芍 15g	炒白术 10g	生黄芪 15g
炙甘草 10g	炒扁豆 15g	莲子肉 10g

2018年5月16日病人家属联系，诉服药后腹泻腹痛

改善，便后下坠不适感减轻，因体弱不便，咨询可否继续服药，嘱可继续服药，择期来院看病就诊调方。

（五）不寐

1. 病因病机

不寐，夜常长寤也，即夜晚寤而不眠。夜不能寐，或难以入睡，或睡而易醒等均是夜寐不安的常见不同表现。《内经》云："卫气不得入于阴，常留于阳则阳气满，阳气满则阳跷盛，不得入于阴则阴气虚，故目不瞑矣。"卫气者，先行于四末皮肤分肉之间，昼行于阳，夜行于阴。厥气克于五脏六腑，卫气独行于外，行于阳不得入于阴，阴虚故不瞑。"卫气行阳则寤，行阴则寐"说明不寐为阴虚使然。盖寐本于阴，心藏神，神其主也，神安则寐。《内经》又言老人之夜不瞑者："老者之气血衰，其肌肉枯，气道濇，五脏之气相抟，其营气衰少而卫气内伐，故昼不精，夜不瞑。"气血衰，真阴精血不足，不能濡养心神，心神不安则亦不寐。另有思虑劳倦、惊恐忧伤者，心为情志所扰而神动，神动则耗伤营血，阴精不足是以不寐也。亦有脏腑失调而神受扰者："肝热病者，手足燥不得安卧""阳明者胃脉也，胃者六腑之海，其气亦下行，阳明逆不得从其道，故不得卧也。《下经》曰：胃不和则卧不安，此之谓也"（《内经》）。肝热手足燥者，肝之阴阳失衡，燥热伤阴而不寐；胃不和者，气上逆则阴不受气而不寐也。不寐原因虽有不一，但寐为阴，寤为阳，故不寐总因阴虚精血不足，阳不入阴而成。癌症患者或因治疗引起营血受损，或因情志思虑困扰心神而伤及真阴，或因内热伤阴等因素都会引起寐不得安。遵"寐属阴而寤属阳也，故不寐当养阴"之说，阴虚神扰为不寐的主要病机，其治疗以养阴安神、滋阴潜阳为大法。

2. 理法方药

方选酸枣仁汤加减，可遵《金匮要略》酸枣仁汤方意，去川芎加味

知　母 9 g	茯　苓 10 g	茯　神 15 g
麦　冬 10 g	炙甘草 10 g	炒白芍 15 g
酸枣仁 20~30 g		

酸枣仁汤为治疗虚烦不得眠之代表方。《金匮要略》云："虚劳，虚烦不得眠，酸枣仁汤主之。"方中酸枣仁为君药，酸甘敛阴安神为主。知母苦寒滋阴清热；去川芎者，因其辛温活血行气，更易伤阴之故。白芍养血敛阴，亦可平抑肝阳。茯神宁心安神，麦冬甘寒，补心生津，虚热自安。炙甘草甘平，取其养心安神之功，并可调和诸药。全方诸药配合，滋阴除烦、养心安神。

3. 兼症加减

不寐兼血虚心悸，当归、桂圆、阿胶。

不寐兼思虑烦躁，柴胡、炙龟板、生龙牡。

不寐兼痰饮气逆，半夏、秫米（可用薏仁米代）。

不寐兼痰热，去知母、白芍，加半夏、枳实、竹茹。

4. 疏过谨知

不寐一证主因真阴不足，阴阳不交、神不安舍而成。临证亦有半夏秫米汤、温胆汤等治不寐者，盖因"阳明逆则诸阳皆逆，不得入于阴，故不得卧"（《素问释义》）。"中寒饮聚，致令阳气欲下交而无路可循，故不寐也。"（《温病条辨》），故临证需细辨阴阳之偏盛，并结合症状特点，施以滋阴、养血、清热、化痰等药，谨记阴阳得和而治之。

许某某，女，56岁。宫颈癌三年余，肺转移一年余

ID T001599688

2020年4月1日就诊：患者2016年9月在协和医院确诊宫颈低分化鳞癌ⅡA期，行同步放化疗，外照射DT45GRY/5F，同步化疗顺铂每周一次，此后定期复查。2018年4月复查发现肺部结节，2018年再次复查结节增大。2018年8月16日行PET-CT检查示双肺多发结节，部分代谢增高。结合病史考虑转移。2018年9月行TP方案化疗，2个周期后复查结节缩小。化疗期间骨髓抑制Ⅲ度，贫血，辅助升血治疗，完成6个周期化疗，末次化疗2019年1月7日。2019年3月复查，肺部可疑微小结节，建议随诊。2019年6月26日复查腹盆CT病情稳定，胸部CT未见明显异常，微小结节未显示，肿瘤标志物检查结果正常。

刻下症

睡眠欠佳，难入睡，易醒，夜里三点左右醒，二便调，时有乏力，心前区不适。舌稍红，苔薄。脉弦细。

此患者放化疗后两年，因肺转移再次化疗6个周期，约4个月的时间。期间血象低，贫血，故其不寐主要为阴血耗伤不能濡养心神，阴气少则阳气盛，阳盛生热，热扰心神则寐不安。夜里一至三点为肝经当令，其时易醒、脉弦细，为阴虚肝旺之象。拟养血安神、滋阴平肝法，方用酸枣仁汤加减。

方药

柴　胡 6 g	知　母 10 g	大　枣 10 g
当　归 10 g	丹　参 10 g	桂　圆 10 g
麦　冬 15 g	山　药 15 g	生　地 10 g
太子参 15 g	枸杞子 10 g	炒枣仁 30 g
炒白芍 10 g	生黄芪 15 g	茯苓茯神 各 10 g

28剂

💠 **复诊**

2020年6月8日复诊。诉服药后睡眠改善明显，入睡好，睡眠时间较前长，夜里三点左右不醒，可安睡。近日活动后易出汗，怕风。舌淡红，苔白。脉细弦。原治则不变，拟养血安神、和营固表方治疗。

防　风 6g	大　枣 10g	当　归 10g
桂　圆 10g	麦　冬 15g	山　药 15g
生　地 10g	桂　枝 10g	白　术 10g
生　芪 30g	炒枣仁 30g	炒白芍 10g
茯苓茯神 各10g		

28剂

（六）不仁（化疗引起之手足麻木）

1. 病因病机

手足麻木，以手指足趾四肢麻木为特点。肿瘤病人手足麻木，常因化疗药物引起的周围神经损伤造成。严重者足有穿袜感，行走困难，手不能握东西，甚至疼痛。往往得温则舒，遇凉则重。《内经》云："荣气虚则不仁，卫气虚则不用，荣卫俱虚则不仁不用。"不仁，即麻木之意，不用则指痿弱无力。故麻木为荣气虚损，因"足受血而能步，掌受血而能握，指受血而能摄"。麻木，见于手足者，以经脉起于指端，四末远行，气血罕到所致。故化疗药物引起之指趾麻木不仁，以血虚不能达四末为主要病机。化疗药物引起之指趾麻木与风寒湿所生之痹证病机不同。其治疗重在养血。由于"四肢者，诸阳之本"，四肢麻木不仁病在阳，需通阳以达病所，故其治则以养血和荣、温经通阳为大法。

2. 理法方药

拟当归四逆汤（《伤寒论》）加减。

当　归 12g　　　桂　枝 10g　　　白　芍 10g

细　辛 3g　　　大　枣 12枚　　　炙甘草 10g

鸡血藤 30g（将原方通草改为鸡血藤）

本方为桂枝汤去生姜，鸡血藤易通草，倍大枣加当归、细辛组成。《医方集解》释曰："当归四逆全从养血通脉起见，不养血则脉不起。"当归补血养血为君，鸡血藤养血通络，辅佐当归养血之功；桂枝通阳温经，细辛散少阴血分之寒为辅，元素曰："细辛气温味大辛，气厚于味，阳也，入厥阴少阴血分，为少阴引经之药，可助桂枝通阳温经而达四末。"经曰："未有营卫不和而脉能通者"，故以芍药、甘草、大枣养血健脾和营，芍药酸收亦可制细辛之辛，以防太过。诸药配合有养血通阳之功。

3. 兼症加减

手足麻木兼恶寒疼痛者，炮附子、草乌，酌情细辛加量。

手足麻木日久气虚者，炙黄芪、党参。

手足麻木兼血虚著者，阿胶、熟地。

4. 疏过谨知

肿瘤病人化疗引起之手足麻木，不宜过用祛风活血通络之药。本人在治疗手足麻木的患者时发现，此类药短期虽可缓解症状，但长期服用则有弊端。祛风活络药大多辛温，过用则易"再伤阴血，必反增其病矣"（张景岳）。肿瘤患者化疗周期较长，且复发者常更换化疗方案，造成阴血不足，血脉空疏，卫阳受损，不能温养四末。此类患者周围神经损伤往往不易恢复，需谨防过用辛温宣痹、祛风通络之药，形成重伤阴血之过。

案 例

曹某，男，49岁。胃癌术后8个月，化疗后

ID T001555294

2019年2月25日就诊。患者于2018年5月23日确诊胃癌行全胃及大网膜切除。病理：胃底溃疡型中－低分化腺癌，伴粘液腺癌。LAUREN分型：混合型，大小3.2cm×3cm×0.7cm，癌侵及固有肌层，可见脉管癌栓和神经侵犯，断端未见癌，大网膜未见癌，淋巴结可见癌转移（10/43），病理分期 PT2N3A。免疫组化结果显示：CMET（0），HER2（0），KI67（60%+），MLH1（+），MSH2（+），MSH6（+），PD-L1（-）。术后化疗 SOX 方案 8 周期，末次化疗时间 2018 年 12 月 28 日。化疗耐受尚可，目前休息复查中。

刻下症

手足麻木明显，走路、握物不适，不疼，但尚可活动，食欲可，大便黏、成形，轻度疲乏，睡眠可。舌胖稍红，苔薄。脉沉细。

此患者因化疗后造成的手足麻木，兼有脾虚运化不周，拟养血和营、健脾燥湿法。方用当归四逆汤加味。

苍 术 9g	细 辛 9g	当 归 12g
桂 枝 10g	陈 皮 10g	厚 朴 10g
茯 苓 10g	炒白芍 15g	鸡血藤 30g
炙甘草 10g	姜半夏 10g	生谷麦芽 各10g

复诊

2019 年 3 月 25 日复诊：患者服药 2 周后手足麻木减轻，在当地抓药继续服用 2 周，症状明显减轻。喝牛奶后肠鸣，上方原则不变，白术易苍术，炒神曲易生谷麦芽，维持治疗。

（七）呕吐

1. 病因病机

《医述》云："食已则吐，谓之呕吐。食久则吐，谓之反胃。"足三阳者下行，足阳明者，胃脉也，由头至足下行。胃受纳水谷，谷气津液已行，营卫大通乃化糟粕，以次传下。《内经》曰："胃者六府之海，其气亦下行。"如胃气不降反逆，则为哕吐。《内经》五气所病中指出，"胃为气逆，为哕为恐"，可见呕吐是胃气上逆的表现。胃气以降为顺，胃气的下降，与脾气的升清功能相关。太阴阳明为表里，脾胃脉也。脾脏为阴，胃腑为阳，阳脉下行，阴脉上行。脾脉上行入腹，落胃上隔。水谷入胃，脾为胃行其津液，脾不升则胃不降。胃气下降又与肝胆的枢利作用相关。"善呕，呕有苦，……邪在胆，逆在胃""肝足厥阴之脉，是肝所生病者，胸满，呕逆"。三阳之离合，少阳为枢，肝郁克脾，胆热犯胃，肝胆的气机是否调畅，直接影响脾胃的升降功能。肿瘤病人的呕吐，或由湿、痰等实邪阻碍中焦气机，中焦斡旋失司；或因化疗或局部放疗等伤害脾胃导致胃气不降。故治疗呕吐以降逆和胃为大法，同时呕苦知邪在胆，呕酸知火入肝，细辨呕吐特点，酌情用药治疗。

2. 理法方药

可选旋覆代赭汤（《伤寒论》）。

党　参 10 g　　　旋覆花 10 g　　　代赭石 10 g

姜半夏 10 g　　　炙甘草 10 g　　　生　姜 10~15 g

大　枣 10 g（擘）

此方为足阳明胃经之药。《伤寒论》中此方用于消痞化痰，和胃降逆。从其药物组成理解方意，亦适合降逆和胃治疗呕吐之大法。代赭石苦、寒入肝经，重镇降逆，旋覆花苦温归胃经，长于降逆止呕，胃虚痰阻按原方代赭石的量要小，仅为旋覆花的三分之一，肝热者则加大赭石的剂量。半夏、生姜，味辛性温归脾胃经，两药合用为燥湿化痰、和胃降逆之佳配。人参、炙甘草、大枣味甘以扶助胃气，益气和中，以防代赭石苦寒伤胃。从此方的配伍可以看出仲景在消痰散痞时遣方用药所秉持的保胃气、存津液、固护正气的理念。本人用此方作为基本方治疗多种呕吐呃逆嗳气证，颇感该方的效果与平和。

3. 兼症加减

呕吐兼口苦者，黄芩、炒山栀。

呕吐兼纳呆者，陈皮、内金、生麦芽。

呕吐兼涎多头痛者，吴茱萸、白术。

4. 疏过谨知

化疗呕吐的患者，往往胃气较虚弱，频频呕吐则易伤胃阴，故要关注其胃阴伤否，以及饮食、大便情况。不思饮食、舌苔薄少者，应以甘平养阴，如扁豆、山药、生麦芽等恢复胃气。若伴大便秘结不通者，要细审便秘的病机。因化疗时会常规使用止吐药，便秘是止吐药的常见不良反应，可用滋阴理气法增液载舟行之。慎用瓜蒌、桃仁类油性药物，以免犯胃作吐之弊。

案例

王某某，男，52岁。贲门癌术后近一年 ID 00096619

2019年12月19日就诊。患者于2018年11月体检发现贲门占位，进一步检查确诊"贲门癌"。2018年11月17日行全胃切除＋淋巴结清扫术。术后病理：低分化腺癌，侵及浆膜下脂肪，侵犯血管，脉管癌栓（＋），神经侵犯（＋），大网膜（－），上下切缘（－）。淋巴结10/57，HER-2（－）。术后恢复可。术后化疗SOX方案6个周期，消化道反应Ⅱ级。末次化疗时间2019年4月。2019年7月复查CEA13.7，7月20日复查PET-CT：腹腔淋巴结转移。2019年7月30日在当地化疗，白蛋白紫杉醇＋卡培他滨3个周期，2019年10月22日至12月17日行腹腔放疗同步顺铂化疗。

刻下症

下腹部隐痛紧缩感，进食后呕吐，口苦，口干，恶心，食欲差，饮食无味，大便正常。血象正常，手足麻木，发凉。舌淡红，苔薄白少津。脉左关弦，右关弱。

此患者贲门癌术后一年，化疗后 3 个月复查发现腹腔淋巴结转移，遂行化疗及化放疗同步治疗，化疗引起的消化道反应和局部放疗的反应致恶心呕吐明显。从其症状脉象可见胃阴已伤，同时肝郁克脾，故拟旋覆代赭汤降逆和胃，佐以疏肝养阴、养血通脉。

 方药

生 姜 3片	大 枣 7枚	柴 胡 10g
扁 豆 15g	桂 枝 10g	当 归 12g
太子参 15g	炙甘草 10g	绿萼梅 10g
怀山药 20g	法半夏 10g	炒白芍 29g
鸡血藤 30g	旋覆花 10g（包）	
代赭石 10g（先煎）		

14 剂

2020 年 1 月 5 日患者家属咨询，诉服药后恶心呕吐明显减轻，已有食欲，下腹部隐痛消失，手足凉好转。因已回原籍，咨询可否继续服药。嘱可继续服用两周，方便时前来就诊调方。

（八）口疮

1. 病因病机

"口疮实火，色艳红，满口烂斑"（《医宗金鉴》）。口疮，以口中黏膜溃烂、疼痛、口中灼热感为特点。《内经》曰："脾主口""脾气通于口"，脾受水谷，口纳五味，故脾主口。"岁金不及，炎火乃行……民病口疮，甚则心痛"，以官候五脏，口为脾之窍。古书中对口疮多有记载，如："脾胃虚衰之火被迫炎上，作为口疮"（《证治准绳》），"脏腑热盛，热乘心脾，气上冲于口与舌，故令口舌生疮也"（《诸病源候论》）。可知口疮之病机，乃为脾之伏火上炎于口所致。故治疗应清泻脾之伏火。肿瘤病人化疗后，或头颈口咽局部肿瘤放疗的患者，多有口疮发生，有的口疮反复发作，口腔黏膜溃烂，甚则疼痛难以进食。化疗可引起消化道反应，使脾胃升降运化失常；口疮疼痛影响进食使脾胃功能受损，均可导致中气不足，抵抗力下降，所以在清泻脾热之时，又要兼顾养护脾胃以固正气，谨防寒凉重伤脾胃。故肿瘤病人口疮的治疗，应以甘寒泻脾为主，佐以甘淡养胃为大法。

2. 理法方药

可选泻黄散（《小儿药证直诀》）加味。

防　风 6g　　　甘　草 6g　　　藿　香 10g

扁　豆 10 g	石　膏 10 g	炒山栀 9 g
怀山药 15 g	生麦芽 10 g	

口为脾窍，脾色主黄，顾名思义泻黄散为泻脾热之意。此方为足太阴、阳明药也。"治热以寒，温而行之"（《内经》）。石膏性寒可清泻脾胃之热，味辛甘可散气分之热而不伤脾胃；防风辛温可散脾之伏火，且味甘不峻；藿香可助石膏散脾之郁热，辟恶调中；炒山栀清上中焦之火；甘草甘平，清热和中。药味不多，但组方精当。在临床，肿瘤病人患口疮多有脾胃阴伤之象，加山药滋脾生津而救脾胃之阴，扁豆、麦芽甘淡养护脾胃而扶正，则可收到较好的效果。对于原方用药剂量，我们可了解药物比例之寓义而不一定拘泥其用量。根据患者的情况灵活运用之。

3. 兼症加减

口疮兼疼痛尤甚者，重用石膏、芦根。

口疮兼口舌干燥者，沙参、花粉。

口疮兼大便秘结者，生地、玄参。

口舌生疮小便灼热者，生地、灯芯草。

4. 疏过谨知

口疮为脾胃虚火上炎，与脏腑之实热不同。如阳明腑实证之胃腑实热，用通腑泄热法；心热移于小肠而致之口糜，则用导赤散清心凉血，利水通淋导热下行。而此为伏

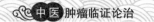

火上乘心脾，故宜用甘寒辛散法清之散之，而慎用苦寒泄热法。原方中炒山栀剂量可随临证病人热之盛衰、脾胃强弱而调整，切不可过用寒凉以重伤脾胃。特别是肿瘤病人，多次化疗后正气不足，免疫力下降，更要注意养护脾胃以护正气，方可避免口疮反复发作，取得长远效果。

何某某，女，67 岁。鼻腔恶性黑色素瘤术后 7 个月

ID 9688718

2013 年 1 月 28 日就诊。患者经检查发现鼻腔占位，于 2012 年 6 月行鼻腔镜手术，术后病理：右侧鼻腔恶性黑色素瘤。2012 年 7 月行化疗，替莫唑胺＋顺铂 2 个周期，化疗中发现骨转移，于 2012 年 8~9 月行局部放疗。12 月 11 日行紫杉醇／卡铂／恩度化疗 2 个周期，因出现肝转移评效 PD（进展），于 2013 年 1 月 17 日调整化疗方案，行白蛋白紫杉醇＋贝伐化疗。

刻下症

患者因口腔溃疡，反复发作不愈，溃疡局部疼痛，色红，影响进食，食欲尚可，口干，大便稍干，鼻堵。舌淡红，苔白。脉细数。

此患者为老年，多次化疗，并行放疗，口腔溃疡反复发

作不愈，已有正虚阴伤之象，拟泻黄散加味，佐以养阴生津。

方药

防　风 9g	甘　草 6g	辛　夷 9g
藿　香 10g	沙　参 15g	麦　冬 10g
山　药 10g	内　金 15g	扁　豆 10g
大　枣 10g	生　地 15g	炒白芍 10g
生麦芽 10g	生石膏 10g	

7剂

同时配中药煎水漱口，漱口方如下：

黄　芩 10g	甘　草 10g	麦　冬 10g
炒山栀 10g		

复诊

2013年2月6日复诊：口服及外用药后4天，口腔溃疡愈合，已不痛。调方继服。

（九）皮肤瘙痒

1. 病因病机

"痒者，阳也"（《内经》）。痒在皮肤，病位在外为阳。身痒为微邪行走皮肤，故痒。《内经》曰："虚邪之中人也……抟于皮肤之间，其气外发，腠理开，毫毛摇，气往来行则为痒。"隋代医家巢元方形容痒若虫行，与虚邪中于皮肤游弈未解有关："夫人虚，风邪中于荣卫，溢于皮肤之间，与虚热并故游弈遍体，状若虫行也"（《诸病源候论》）。可见，皮肤瘙痒的产生亦有两个方面，即卫气虚及微寒之邪闭表。《伤寒论》更有云："太阳病，得之八九日……；面色反有热色者，未欲解也，以其不能得小汗出，身必痒，宜桂枝麻黄各半汤。"故皮肤瘙痒的病机为表邪轻且郁闭日久，不得小汗出。

肿瘤病人皮肤瘙痒有几种情况：一是肿瘤本身可以有皮肤瘙痒的症状，如霍奇金氏淋巴瘤。二是肿瘤治疗造成引起皮肤功能受损，皮肤干燥，皮脂分泌减少。三是药物的不良反应，如某些靶向药的不良反应为皮肤瘙痒。其他可能的原因如免疫力下降导致皮肤容易过敏、神经紧张等。中医认为肺主皮毛，"肺者气之本，其华在毛，其充在皮"，故皮肤之疾多责之于肺。以扶阳解表的辛温轻剂小发其汗为大法，同时需审证施以清热、凉血、利湿等法调节。

2. 理法方药

可选桂枝麻黄各半汤（《伤寒论》）加味。

桂 枝 5g	芍 药 5g	生 姜 5g
杏 仁 6g	陈 皮 10g	炙甘草 5g
麻 黄 3~5g	大 枣 四枚（擘）	

桂麻各半汤用于病久正伤邪微，阴阳俱虚，表邪未解之身痒。寒邪重则身痛，寒邪轻则身痒。"身痒者，邪盛而攻走经筋则痛，邪轻而游行皮肤则痒也"（《郝万山伤寒论讲稿》）。面色反有热色为阳郁在表，本方取麻黄汤半剂，小发其汗，取桂枝汤半剂，和营不伤正，两方各半合为一方，变大制为小制，正所谓"治有轻重，适其至所为故也"，仲景遵《内经》之道以制经方，其用心之专可见。加陈皮芳香健脾，脾健则营卫和，以助小邪外出。

3. 兼症加减

瘙痒兼阳黄者，去桂枝、芍药，加连翘、赤小豆。

瘙痒兼皮疹者，去芍药，加丹皮、紫草。

瘙痒兼腹满燥热者，加炒栀子，大黄或酒军。

4. 疏过谨知

皮肤瘙痒的病机为寒邪轻，游走于皮肤发散不透而成。临床上亦有湿热郁里之皮肤瘙痒者，如麻黄连翘赤小豆汤证。但方中亦有麻黄、生姜、杏仁辛温解表以散表邪，与皮肤瘙痒治疗大法之意同，兼用赤小豆、连翘、桑白皮清利湿热。故遇瘙痒兼内热者，切不可顾此失彼，只清热易致表邪内陷，只解表则易致实邪内伤。此时宜合而调之。

武某某，女，51岁。乳腺癌术后肝转移 ID T001566788

2019年1月14日就诊。患者2011年患乳腺癌术后，曾化疗6个周期，后服他莫昔芬治疗。2015年11月出现胸壁转移，手术后紫杉醇加表阿霉素化疗4个周期并局部放疗，后续口服托瑞米芬治疗。2018年6月发现肝转移，行紫杉醇联合卡培他滨化疗6个周期，末次化疗2018年10月31日。2018年11月1日开始采用阿那曲唑内分泌治疗。复查腹部CT提示肝转移缩小。

刻下症

皮肤瘙痒，受风后明显，搔抓后有皮疹，汗出可减轻。当地医院考虑湿疹，但治疗效果不佳。食欲佳，大小便正常。睡眠浅，入睡困难。舌淡红，苔薄。脉沉细。

此患者患乳腺癌后已有数年经历两次不同部位的转移，几易化疗方案和内分泌治疗药物，又做过放疗。因皮肤瘙痒和睡眠欠佳就诊。从其瘙痒特点可知有表虚之象，营卫不和，卫气不得入于阴则不寐。故拟调和营卫轻解其表，养阴平肝为治则。投桂麻各半汤加减。

方药

桂　枝 5g	杏　仁 6g	柴　胡 9g
紫　草 6g	陈　皮 10g	大　枣 10g
沙　参 10g	公　英 15g	生　地 10g
炒白芍 9g	炙麻黄 5g	炙甘草 5g
枸杞子 10g	炒枣仁 20g	

14 剂

复诊

2019 年 3 月 13 日复诊。服药后皮肤瘙痒减轻，睡眠改善，近日体重略有增加。近日生气时胁肋部不适，受风后偶有皮疹。舌淡红，苔薄。脉沉细。调整原方加减，酌加疏肝理气药继服。

（十）乳腺癌潮热

1. 病因病机

潮热，又称烘热，为身上无定时一阵阵发热感，如潮之涌。常伴身热、汗出、烦躁、寐差。潮热为乳腺癌内分泌治疗后常见症状，多与内分泌药物治疗后体内雌激素下降有关。乳腺癌内分泌治疗的时间较长，一般需要 5~10 年，潮热及其伴随的症状给患者带来很大痛苦。中医治疗

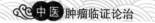

既要考虑其病因病机，又要兼顾激素依赖性乳腺癌的生物学特点，才能安全有效地缓解患者的潮热症状。

乳房为肝胃经所过，其在脏属肝。"肝足厥阴之脉，起于大指丛毛之际，……循股阴，入毛中，过阴器，抵小腹，挟胃，属肝落胆，上贯膈，布胁肋……"，因此，乳房诸疾，在脏则责之于肝。"肝欲平，其气端，其性随"，肝喜调达，宜舒不宜郁。乳腺癌潮热的症状以烘热、出汗、烦躁、寐差为特点。《内经》云："阴气少而阳气胜，故热而烦满也""阳盛则外热""阴虚故目不瞑"。可见乳腺癌潮热为肝郁化热，阴虚阳盛，阳盛则燥热，颜面潮红为热伏阳明脉络之象，热则腠理开而汗出；阴虚则寐不安。故肝郁化热损伤营阴，阴不维阳，伏阳上越为乳腺癌潮热之病机。对阴虚阳盛的治疗，应遵循《内经》"阴虚而阳盛，先补其阴，后泻其阳而和之"的治则，故乳腺癌潮热的治疗以舒肝凉血、滋阴清热为大法。

2. 理法方药

自拟舒肝凉血方。

郁　金 10 g	丹　皮 10 g	醋柴胡 10 g
紫　草 6~10 g	地骨皮 10 g	炒白芍 15 g
五味子 10 g	浮小麦 30 g	

方中醋柴胡、郁金入肝经，舒肝解郁，柴胡醋制后可

减少其发散作用，郁金性寒，又能凉血清热，治肝郁化火之证；丹皮、紫草、地骨皮凉血清热，地骨皮甘寒滋阴善退肝肾之虚热，紫草现代药理研究又有降低体内雌激素的作用；白芍、五味子均能敛阴止汗，白芍又可平抑肝阳养血敛阴，五味子酸温益气生津，津生则补阴，又可佐丹皮紫草之寒；浮小麦味甘平和，益气除烦止汗，与五味子合用可加强止汗之作用，且平和不燥。诸药配伍可舒肝凉血、敛阴除烦，既可缓解乳腺癌潮热诸证，又不与现代医学乳腺癌治疗的原则相悖，临床应用 20 余年，疗效肯定。且药理研究亦证实该方不影响内分泌药物的体内代谢，对雌激素依赖性乳腺癌潮热症状的治疗安全有效。

3. 兼症加减

潮热兼汗出恶风者，桂枝、白术。

潮热兼急躁易怒者，薄荷、生龙牡。

潮热兼心神不安者，炒枣仁、柏子仁。

潮热兼脾虚便溏者，去紫草，加炒白术、山药。

4. 疏过谨知

乳腺癌潮热的症状，与更年期症状相似，但又与更年期肾气衰、天癸竭的病因病机有所不同。由于激素依赖性乳腺癌内分泌治疗的特殊性，在治疗上要注意慎用含雌激素活性的补益中药和补品，如人参、蜂王浆等。临床上，我们既要把握辨证施治的中医精髓，又要了解疾病的特点，病证综合考虑才能不失偏颇。

吴某，女，38 岁。乳腺癌术后 9 月余 ID T001774683

2020 年 4 月 8 日就诊：患者 2019 年 7 月 22 日在协和医院行右乳腺癌保乳改良根治术，术后病理：右乳腺浸润癌，ER+++，PR+++，HER-2（0），KI-67（25%），术后行泰素/法玛新化疗 6 个周期，末次化疗 2019 年 11 月 9 日，于 2019 年 11 月开始瑞宁得/诺雷得治疗。

刻下症

潮热出汗每日 7~8 次以上，烦躁，睡眠尚可，便干，纳差反胃。舌边稍红，苔薄白。脉沉细。

此乳腺癌患者化疗和分泌药物治疗后，出现潮热、汗出、烦躁等症状。虽有肝郁血热，又兼脾胃不和，津伤水涸舟车难行之证。拟舒肝凉血、健脾润便为治则。

方药

丹　皮 10 g	麦　冬 10 g	生　地 20 g
玄　参 15 g	枳　实 10 g	麻　仁 15 g
知　母 10 g	内　金 15 g	醋柴胡 9 g

炒白芍 15g　　　　五味子 10g　　　　浮小麦 30g

炒神曲 10g　　　　鸡血藤 30g　　　　炒莱菔子 10g

14 剂

复诊

2020 年 4 月 22 日复诊。诉服药 3 天后潮热减轻，活动后才出现潮热，安静时正常，烦躁明显改善。大便已正常不干，食欲改善，饮食正常。睡眠尚可，口中干苦。舌淡红，苔薄白。脉沉细。

上方治则不变，去滋阴润便药，加山药、沙参、麦芽等养胃生津，继服。

（十一）干咳

1. 病因病机

干咳者，咳而无痰者是也。干咳，遇冷空气或异味即引发刺激性咳嗽，可见于肺癌患者，亦可由其他原因引起，如肺癌、乳腺癌、食道癌等胸部其他肿瘤放射治疗后造成的放射性肺炎；肺癌术后；某些药物引起的非感染性肺炎，如依维莫司等。药物造成的肺部损伤虽然在停药后可缓解，但对有肺部基础病变的患者、老年患者、体质较弱的患者可能造成严重的危害。患者往往症状严重，处理不及时可引起并发症。

"五气所病，肺为咳"（《内经》），干咳者，以肺中津液不足，枯涸而然。肺中津液不足，可因内热郁积熏蒸于肺引起，也可由燥热外邪所致。如《内经》所述："肺者，藏之长也，为心之盖也，有所失亡，所求不得，则发肺鸣，鸣则肺热叶焦"，燥热伤肝或气郁生热亦可使肺热叶焦，肺气受损，气不化精，精亏则津液枯少致干咳无痰。又如"审平之纪，……其令燥，其藏肺，肺其畏热……"，热，即火令也。肺性凉，畏火热，喜润而恶燥。肺受燥热之邪，肺气受损，津液枯涸，肺燥则咽痒，致久咳不已。而干咳日久，耗气伤阴，干咳会进一步加重。故燥热伤肺，津液枯涸为干咳的主要病机。因肺脏"其性为凉，其德为清，其用为固，其色为白，其化为敛"。故拟清润敛肺、滋阴益气为干咳治疗之大法。

《内经》有"五脏六腑皆令人咳"和"五脏之久咳乃移于六腑"之论。临床需辨明咳与脏腑病症特点而治之。干咳为主证，应根据证之缓急以"急则治标，缓则治本，标本兼治"为原则论治。

2. 理法方药

自拟润肺止咳方。

前　胡 9 g	党　参 15 g	熟　地 10 g
桔　梗 10 g	炙甘草 10 g	五味子 10 g

炙杷叶 10 g　　　　沙　参 15~30 g　　　　怀山药 15~30 g

此方遵止咳散之方意化裁而成。五味子温而能润，五味具备，唯酸独胜。上敛肺气而止咳，下滋肾水以固元，又为羸弱之要药，取其收敛且益气生津之作用。炙杷叶，性凉，归肺胃经，善清肺热而止咳，可佐五味子之温。前胡宣肺清热止咳，桔梗开提肺气而止咳，取其"敛不致滞"之意。怀山药性平，入肺、脾、肾经，药性平和，有益气养阴生津之功。沙参微寒，善治热病伤阴之症。党参补脾肺之气可培土生金，益气生津，熟地滋阴生精，滋津液之源。炙甘草润肺益气，配桔梗止咳利咽，又可调和诸药。此方清润甘平，养阴不寒凉，益气不热燥，可奏清润敛肺、滋阴止咳之效。

3. 兼证加减

干咳兼遗矢者，诃子，熟地加量。

干咳兼遗尿者，桑螵蛸，益智仁。

干咳兼恶风表虚者，桂枝、白术、生芪。

4. 疏过谨知

干咳虽为燥热伤阴，亦不可过用寒凉，以防寒凉伤脾土致中州运化不利，母病及子更加难愈，故治疗需固护脾胃。干咳少痰咯出困难者，慎用辛温升提，否则更劫其阴。久咳不愈往往伤及元气，故咳之时间长久与否需当知之，以防虚者不胜药力，非咳难治，乃医之过也。

案 例

刘某某，女，54岁。右肺下叶术后，放射性肺炎

ID T001394956

2018年7月2日就诊：患者于2016年12月19日行胸腔镜右肺下叶切除及系统性淋巴结清扫，术后病理右肺下叶腺癌，侵及脏层胸膜，未见脉管癌栓，分期 PT2AN2M0。术后培美+顺铂化疗4个周期，末次化疗2017年3月30日。于2017年4月18日行右肺门及纵隔7区放射治疗95%PTV/CTV2 50.4GY/28F，CTV1 50.4GY/28F，5月放疗结束。2018年6月6日胸部CT示双肺多发斑片及实变影，右肺上叶后端为著，考虑炎症可能，建议抗炎后复查；右肺下叶术后改变，右侧胸腔少量积液同前。肺部炎症考虑放射性肺炎，口服拜复乐2周效果不明显，遂就诊中医。

刻下症

干咳，影响睡眠，晨起咽部不适，活动后胸闷气短。饮食尚可，二便正常。舌绛暗，苔薄白。脉弦细。

此患者肺癌术后，化、放疗后，以干咳影响睡眠为主症，兼有气短胸闷，舌质绛暗。该患者有两个特点，夜间干咳影响睡眠为津伤阴虚的表现，舌质绛暗、脉弦细为气阴两虚日久成瘀，故应标本兼治，润肺止咳、益气滋阴，

佐以活血。润肺止咳方加减。

方药

桔 梗 10g	沙 参 20g	生 芪 20g
党 参 15g	紫 苑 10g	诃 子 10g
瓜 蒌 12g	丹 参 12g	百 合 10g
陈 皮 10g	炙麻黄 3g	五味子 10g
炙杷叶 10g	炙甘草 10g	生熟地 各10g

14剂

复诊

2018年8月17日复诊：干咳较前明显好转，夜间睡眠可，晨起咽部不适减轻，胸闷气短减轻，夜间睡眠时仍有胸闷，白天活动后减轻。饮食正常，便溏。舌绛红，苔少。脉弦细。

上方去瓜蒌、炙麻黄、陈皮，加山药15g，炒扁豆15g，莲子10g，继续服药两周调理。

（十二）诸痛

1. 病因病机

"通则不痛，痛则不通"，人体气血经脉流行不通则会出现疼痛。关于疼痛的病因病机和特点，《内经》有很详细的论述："痛者寒气多也，有寒故痛。"，即寒盛可致痛；

"寒氣客於背俞之脉则脉泣，脉泣则血虚，血虚则痛"，泣
为凝，经脉受寒凝涩则血虚，血虚亦可疼痛；"寒与热相
搏，久留而内著，寒胜其热则骨痛肉枯，热胜其寒则肉腐
肌为脓，内伤骨为骨蚀"。寒热交争，寒胜则痛，热胜则
为脓。说明寒、虚、泣均可引起血脉不通而致痛，故不通
为疼痛的主要病机。

痛有虚实，"当辨有形无形，无形者痛在气分，凡气
为胀痛，痛无常处。有形者痛在血分，必痛有常所，……
察得所因而去之"（《医述》），通过疼痛是否有定处，是否
有形与无形，可辨痛在气分或血分。痛有寒热，"喜寒恶
热，喜热恶寒可得其情。盖寒则凝滞，凝滞则气逆，气
逆则痛胀"（《医述》），通过询问患者对寒热之喜恶可辨寒
热，而气滞者多以胀痛为特点。

疼痛是因不通而痛，故对于疼痛的治法，古人总以
一"通"字立法，已属尽善。即通其气血，使脉络气血运
行通畅则不痛，寒者热之，热者寒之，则为顺治。《内经》
曰："脉寒则缩蜷……得炅则痛立止。"炅为火、热之意，
寒得热则痛立止。叶天士在《临证指南医案》进一步详述
了具体治则。"在气分者，但行其气，不必病轻药重，攻
动其血。在血分者，则必兼乎气治，所谓气行则血随之是
也。若症之实者，气滞血凝通其气而散其血则愈。症之虚

者，气馁不能充运，治当养气补血而兼寓通于补，此乃概言其大纲耳"。疼痛在气分者，但行其气；在血分者，则应兼顾行气而不能单行活血，因气行则血行为故。实证者宜行气活血，虚证者宜补气温通，此乃治疗疼痛需分清气血虚实及治疗法则的大纲。

肿瘤病人的疼痛，或与肿瘤生长的部位直接相关，如肿瘤病灶浸润生长肿大、破溃；或与治疗有关，如术后局部伤口疼痛；放疗后放射野组织黏膜损伤疼痛等；但终不离病人气血运行不通，脉络阻塞而成。故在治疗时，以通为大法，同时细辨寒热虚实，在气在血调而治之。

临证常用中药止痛药对经验：

①活血止痛：乳香，没药，郁金，姜黄。

②行气止痛：元胡，川楝子，木香，砂仁。

③通络止痛：络石藤，伸筋草，海风藤，透骨草。

④温中止痛：良姜，香附，肉蔻，干姜。

⑤利咽止痛：射干，牛蒡子，桔梗，甘草。

⑥凉血止痛：丹皮，紫草，赤芍，生地。

⑦缓急止痛：炒白芍，炙甘草。

⑧解毒止痛：公英，连翘，半枝莲，蛇舌草。

4. 疏过谨知

通则不痛，通为治痛之大法。通，即谓通气机、通血脉、通经络。肿瘤病人的疼痛较为复杂，对老年病人的疼痛、羸弱病人的疼痛、脾胃虚弱病人的疼痛等均要考虑正气不足的一面，寓通于补，以防进一步耗伤正气。另外，肿瘤压迫或侵犯神经会产生剧烈疼痛，为尽快解除患者的疼痛，我们要中西并举，掌握阿片类药物的规范使用方法，达到有效、快速镇痛，并降低阿片类药物的不良反应。

案 例

李某，女，49岁。宫颈癌放疗中 ID T001774944

2020年6月22日就诊。患者2019年11月发现阴道出血，2020年2月阴道出血明显增多，伴坏死组织脱落。因疫情原因未及时就诊。2020年3月就诊于朝阳医院，查HPV16+，活检病理提示宫颈鳞癌。盆腔核磁检查：宫颈增大呈环周形不规则增厚，病变向上累及宫体中部，子宫肌层全层侵犯，右侧髂血管旁见条状淋巴结，约13mm×6mm，腹部CT示：左侧髂总血管旁稍大淋巴结，追查。外院胸部CT未见异常。患者于2020年4月22日开始放疗，放疗部位：宫体宫颈阴道盆腔淋巴结引流区，并于2020年4月28日至6月4日行顺铂每周方案化疗5周期。2020年5月19日至6月15日已行后装腔内放疗5次，计划6次。复查外阴正常，阴道畅，阴道光滑，分泌物多，宫颈失形态，未见肿物。

刻下症

肛周疼痛，外阴肿，疼痛，呈烧灼样，坐姿困难，影响日常活动，未服止疼药。阴道脓性分泌物增多，发热已2个月，体温 37.4℃~37.9℃，可自行消退（因疫情期间否认新发地接触史）。伴胸闷气短，出汗，心慌，疲乏无力，恶心，食欲尚可，大便每日两次，基本成形，便干则排便疼痛加重，睡眠尚可。检查外阴肿大，脓性分泌物多，靠近肛门处黏膜红，局部溃疡有渗血。外院做阴道冲洗。舌淡红，苔白。脉沉细紧。

此患者放疗治疗引起局部黏膜炎症，以肛周、外阴疼痛为主诉，局部红肿溃疡，为热毒入血、邪伤脉络所致。同时伴有发热、乏力等症。拟甘寒清热、凉血解毒法。

方药

黄　柏 9g	柴　胡 10g	丹　皮 10g
地　榆 10g	槐　花 12g	苦　参 10g
白　术 10g	生　地 20g	知　母 10g
茯　苓 15g	炒白芍 20g	怀山药 15g
生石膏 15g	乳香没药 各5g	三七粉（冲服）3g

14 剂

复诊

2020 年 7 月 13 日复诊。服药两周后自诉疼痛减轻 50%，排便时疼，阴道渗血减轻，发热改善，偶有低热，体温 37.2℃，食欲尚可，间断呕吐，睡眠不实。舌淡红有齿痕，苔褐色（染苔）。脉沉细。在原方基础上加减，拟凉血解毒、益气托脓法，并用黄柏、黄芩、白芷、苦参、生甘草煎药外洗。7 月 27 日复诊，外阴肿胀及溃疡进一步好转，阴道脓性分泌物减少，已无发热，不呕吐。继续调理治疗，患者恢复良好。

（十三）发热

1. 病因病机

发热者，首先需鉴别有无表证。发热有伤寒、温病之分。《伤寒论》第三条："太阳病，或已发热，或未发热，必恶寒"，第六条："太阳病，发热而渴，不恶寒者，为温病"，这就告诉我们，病发热，有无恶寒是鉴别外感伤寒和温病的关键症状。四时之气皆能为病。寒邪袭表，腠理闭阖，阳气不得发散则怫郁而发热，卫阳不得温煦，必恶寒。温热邪气伤人，直入太阴而伤阴液，热在内，故发热而渴，不恶寒。恶寒发热，身痛无汗为伤寒；发热口渴，不恶寒者为温病。发热的病机不同，治法亦异。

另，五脏热病亦有不同，《素问·刺热篇》专门讲述了五脏热病的特点：肝热病，小便先黄，腹痛多卧身热；心热病，先不乐，数日乃热，头痛面赤无汗；脾热病，头重颊痛，欲呕身热；肺热病，先淅然厥，起毫毛，恶风寒，身热；肾热病，腰痛胻酸，身热。认识五脏身热之特点，对指导临床治疗亦有重要意义。

伤寒、温病均有发热，但病位不同，病机亦不同。伤寒邪在表，腠理闭塞，卫气不得泄越则外热而恶寒，治以辛温发散，以麻黄汤、麻杏石甘汤为代表。温病邪热伤阴，以银翘散、白虎汤为代表，治以辛凉甘寒，并根据热证轻重可选开窍三宝：安宫牛黄丸、紫雪丹、至宝丹等。伤寒应遵仲景六经；温病应循鞠通卫气营血。肿瘤病人发热，亦常可从是否恶寒鉴别。或是虽无明显外感伤寒，但其证以热前恶寒为特点；或是高热口渴不恶寒。但见其证可用其药，不必拘泥病名。《内经》曰："阳胜则外热，阴虚则内热。"说明发热为阳证，阴不制阳，阳胜于外而然。治疗当从阳病治阴，热者寒之为大法。

2. 理法方药

自拟石膏甘草汤为基本方。

生石膏 10~30 g   炙甘草 10 g

生石膏味甘辛，性大寒，归肺胃经。外可清肌表之热，内可清气分之实热。甘草味甘性平，归十二经。药性缓和，有调和药性之功。与石膏合用，可缓石膏之寒；与热药合用，可防燥热伤阴。故伤寒之麻杏石甘也好，温病之白虎汤也罢，均用甘寒之石膏，配合不同药物或辛温解表，或辛凉清热。

3. 兼症加减

发热恶寒身痛者，麻黄、桂枝、杏仁、生姜。

发热口渴咽干者，粳米、知母、怀山药。

发热头重苔腻者，藿香、厚朴、半夏、茯苓。

发热胁痛面黄者，柴胡、栀子、黄芩、元胡。

发热汗出不解者，党参、生芪、怀山药。

4. 疏过谨知

发热恶寒如有表邪未解者，不宜泻下，泻下则表邪入里而生他病。肿瘤病人发热恶寒且有便秘症状者，应先解表而后通里，以免表邪内陷而生合病。肿瘤病人发热无恶寒、口咽干燥者，不可发汗，盖热病伤阴，汗之更伤阴液，无异雪上加霜。热病愈，应先以米粥调养胃气，否则所藏余热与食热相搏，易致病热反复。即《内经》所云"病热少愈，食肉则复，多食所遗，此其禁也"。

葛某某，男，51岁。左纵隔肉瘤脑转移　ID T001598443

2019年3月20日就诊。患者于2018年因左拇指肿物，在当地医院行手术，病理诊断：巨细胞瘤。2018年9月行胸部CT发现左肺及纵隔区巨大占位，锁骨上多发淋巴结转移，头部核磁可见枕叶占位。已行脑转移灶伽马刀治疗2次，后来我院骨软组织肿瘤科化疗2周期，药物不详。末次治疗时间2018年11月14日评效PD。（进展）遂行2次活检，病理：（纵隔）梭形细胞瘤。基因检测PDL1阳性。2018年12月5日开始局部放疗，前纵隔肿物、周围肿大淋巴结及引流区放射剂量：98%PGTV66GY/95%PTV59.4GY/33F。放疗后出现放射性肺炎。2019年1月22日行纵隔肿瘤介入栓塞治疗1次。2019年1月左拇指肿瘤复发，局部疼痛。2019年3月15日复查CT：左上纵隔旁占位较前略增大，两肺内弥漫片絮影及磨玻璃影较前明显吸收。

刻下症

间断发热月余，发热前身冷。体温38度左右，体温高时达38.5℃。口服泼尼松每天5mg，已1月余。左拇指肿瘤复发处疼痛，局部红肿。饮食一般，大便偏稀，睡眠可。

舌稍红，苔薄黄。脉弦细，左沉。

此患者放疗后出现放射性肺炎，以发热前身冷恶寒为特点。激素治疗月余效不显，同时肿瘤局部红肿疼痛，有热毒入血之象。拟辛温解表、凉血解毒。

方药

杏　仁 9 g	桂　枝 6 g	紫　草 6 g
丹　皮 10 g	生　地 10 g	连　翘 10 g
内　金 15 g	莲　子 10 g	生石膏 15 g
炙甘草 10 g	蒲公英 15 g	半枝莲 15 g
炙麻黄 9 g	炒扁豆 15 g	怀山药 15 g

14 剂

复诊

2019 年 4 月 17 日复诊：诉服药后体温渐退，第 6 天时未见发热，无恶寒症状，自感身体舒服。但偶有低热，已停激素。4 月 16 日开始用信迪利单抗 200mg 治疗 1 次。口服奥施康定后便秘，用通便药出现腹泻。自汗，气短，咳嗽黄白痰，不易咳出。睡眠不实，易醒。饮食可。舌暗红，苔少。脉弦细，左弱。

上方调整，拟益气敛阴、健脾化痰。

党　参 15 g	生　芪 20 g	知　母 10 g
桔　梗 10 g	杏　仁 10 g	陈　皮 10 g

茯　苓 10 g	丹　皮 10 g	大　枣 10 g
五味子 10 g	炒白芍 10 g	炙甘草 10 g
姜半夏 9 g	生石膏 10 g	生白术 10 g

14 剂

此患者放射治疗后曾出现放射性肺炎，经用激素等药治疗复查炎症明显吸收，但仍发热，热前恶寒身冷无汗，同时考虑到血分热毒，肿瘤局部红肿疼痛，故拟辛温解表、凉血解毒法。热退后自汗气短，舌暗红苔少，出现气阴两伤，以益气敛阴调理之。但考虑余热未尽，故将石膏减量，配合健脾药调理。

（十四）怵惕（惊恐）

1. 病因病机

怵惕，即恐惧，因神伤而致。《内经》曰："心怵惕，思虑则伤神，神伤则恐惧自失"，思虑过度则伤神，心神失守则生恐惧。"恐惧者，神荡惮而不收"。怵惕即指恐惧害怕的样子，是神不守舍、神伤的表现。肿瘤患者常有惊恐的主诉，容易害怕受惊，甚者一个关门声，或东西落地的声音都可令其心跳惊吓。"血有余则怒，不足则恐"，即知恐为血虚。特别是肿瘤患者，往往经历多次化疗，造成精血不足，常有血象低下之病史。神、魂、魄、意、志乃五脏之所藏，患者的神志表现与五脏密切相关。肝藏魂，肝性静，主惊骇，故肝气虚则恐。心藏神，惊则心无所依，神无所归。故惊恐的病机为血虚，与肝、心密切相关。治法当养血柔肝、宁心安神。

2. 理法方药

自拟养血安神汤。

当　归 10 g	阿　胶 10 g	党　参 15 g
麦　冬 10 g	炒白芍 10 g	炒枣仁 30 g
炙甘草 10 g	醋柴胡 10 g	

此方从炙甘草汤方意化裁而成。当归味甘辛，归肝心脾经，补血养肝；阿胶甘平，归肝肾经，补血养阴；白芍味苦酸，归肝经，养血柔肝；柴胡引血药入肝经，醋制后减少其发散作用；党参甘平，善补中气，取其气能生血之意；麦冬甘苦入心肺经，补心滋阴，虚热自安，以防血虚化热；炒枣仁甘酸性平，归心、肝经，可补肝宁心，适用于血不养肝之惊悸虚烦之证。而党参、醋柴胡、麦冬分别从补气生血、引血入肝、养阴清心三个方面，使组方养血柔肝、宁心安神的作用得以更好发挥。

3. 兼症加减

怵惕兼怔忡心悸者，龙眼肉、五味子、柏子仁、茯神。

怵惕兼失眠多梦者，生龙牡、炙龟板、硃远志。

怵惕兼虚烦劳热者，生地、女贞子、地骨皮。

4. 疏过谨知

血虚之怵惕惊恐，不可过用重镇安神之品。盖重镇安神多用于阳气躁动之心神不安，多为实证、阳证。与怵惕惊恐之虚证阴证不同，治疗大法不同，所用之药性亦不同。另"恐则气下，惊则气乱"，惊恐日久，易导致气机逆乱而生他证。即《内经》所言："恐则精却，却则上焦闭，闭则气远，远则下焦胀，故气不行矣。"中医认为精神情志症状与五脏气血有关，是有其物质基础的。故调情志应从五脏气之病形入手；而调脏腑气血，亦应关注病人是否有相应的情志变化。

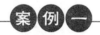

赵某某，男，63岁。胃淋巴瘤　　　ID T001778094

2021年3月22日就诊。患者因上腹部不适半年余，在当地做CT检查提示胃窦占位，2020年5月6日胃镜病理，（胃窦）活检病理结合形态及免疫组化染色结果，符合弥漫大B细胞淋巴瘤，生发中心来源。免疫组化结果显示：BCL-6(＋)，CD10(＋)，CD20(＋)，CD21(灶状＋)，CD3(T细胞＋)，CD5(T细胞＋)，KI67(80%＋)，PAX-5(＋)，CK(－)CYCLIND1(－)，BCL-2(30%＋)，CMYC

（15%+），MUM-1（灶状+）。2020年5月6日腹部CT：胃窦部胃壁增厚，较厚处约16mm。增强扫描强化明显，病变向上累及达胃角，向下侵犯未达幽门管，与正常胃壁分界不清，浆膜面模糊。胸部CT未见明显占位征象。患者于2020年5月14日行R-CHO方案化疗，2周期后复查评效PR（部分缓解）。化疗中出现Ⅳ度骨髓抑制，贫血。用长效升白针治疗，支持继续化疗。2020年9月复查白细胞0.97，中性粒细胞0.2，血红蛋白92g，血小板108，无发热，对症升白治疗。2021年3月16日预约复查中。

刻下症

睡眠不佳且近期加重，入睡困难，服西药佐匹克隆、米氮平、西酞普兰，睡眠有改善，但白天困倦，夜间易醒。容易受惊吓害怕，听到声音有惊恐感。无明显疲乏，食欲可，大便费解不干，排气多。舌淡红，苔薄。脉沉细。

拟柔肝潜阳、养血安神。

当 归 10g	麦 冬 15g	郁 金 10g
陈 皮 10g	神 曲 10g	厚 朴 10g
黄 芩 10g	炙龟板 10g	枳 实 10g
醋柴胡 10g	炒白芍 20g	制黄精 10g
炒枣仁 30g	生熟地各10g	生龙牡各10g

28剂

复诊

2021 年 4 月 28 日复诊。服药后睡眠改善，惊恐感改善，听声音已不感惊吓。已停安眠药，但有多梦，长时间说话气短，口干，纳可，血压偏低。舌红，苔薄。脉沉细。拟平肝安神、益气滋阴。调整前方继服。

此患者以睡眠不佳、容易惊恐为主诉。详问病史化疗期间曾有 4 度骨髓抑制，贫血。此为阴血不足，血虚则恐。因其已合用几种抗抑郁和镇静催眠药，白天困倦夜间易醒，故加炙龟板、生龙牡滋阴潜阳、镇惊安神，收到较好效果，并停用了抗抑郁和安眠药。

雷某某，女，35 岁。左乳腺癌术后内分泌药物治疗中

ID T001629067

2020 年 10 月 19 日就诊。患者 2018 年 7 月行左侧乳腺癌保乳 + 淋巴结清扫术，术后病理：左乳浸润导管癌，淋巴结未见转移，ER（+85%），PR（−），HER-2（1+）。术后化疗 6 周期，（3×CEF-3×T），随后放疗。2019 年 1 月开始内分泌治疗，阿那曲唑 + 诺雷得。2018 年 12 月可疑胸骨转移，唑来膦酸治疗 1 年。2020 年 1 月复查骨扫描、核磁正常，停用唑来膦酸。

刻下症

疲乏明显，气短，出汗多，怕热，潮热几天1次不严重。紧张害怕，西医诊断"焦虑抑郁症"，舍曲林治疗中，可改善睡眠，并服疏肝解郁胶囊。食欲可，大小便正常。

舌尖红，苔薄白。脉沉细。

患者疲乏、出汗多、脉沉细为气虚不能固表，舌尖红、怕热为血热阳气外浮之象，拟益气和营凉血舒肝法。

方药

桂　枝 6g	白　术 10g	丹　皮 10g
陈　皮 10g	大　枣 10g	郁　金 10g
知　母 10g	炒枣仁 15g	五味子 0g
生黄芪 30g	浮小麦 30g	太子参 15g
炒白芍 15g	醋柴胡 9g	炙甘草 10g

28剂

复诊

2020年11月23日复诊。疲乏、气短、汗出好转，紧张心情好转。天气转凉易感冒，上方稍作调整继服。

2021年3月29日患者再次就诊。服用舍曲林仍感紧张害怕，入睡困难。详细了解原因，诉2018年底听说骨转移后情绪受影响，2019年曾发生游泳溺水，紧张害怕加重，不敢坐电梯，疫情期间因不能外出症状加重，去年服中药后心情体力好转，故希望继续用中药。与其沟通，解释病情复查未见骨转移灶，目前治疗方案有效，缓解其对疾病的顾虑。同时讲解情志变化对身体的不利影响和放松方法。

刻下症

害怕，易受惊吓，入睡困难，饮食可，大便成形，每天 2~3 次。舌淡红，苔白。脉沉细。

拟养血柔肝，宁心安神。

方药

丹　皮 10 g	生　地 15 g	麦　冬 15 g
郁　金 10 g	茯　神 15 g	茯　苓 15 g
炙远志 9 g	炒白芍 15 g	醋柴胡 10 g
炒枣仁 30 g	地骨皮 10 g	炙龟板 10 g
浮小麦 30 g	五味子 10 g	炙甘草 10 g

28 剂

复诊

2021 年 4 月 26 日复诊。睡眠好，入睡明显改善，心情放松，自汗已多年，病后加重，白天仍感困倦，大便有时不成形，食欲尚可，口干口渴，夜间手足热，目干涩。

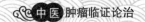

舌淡红，苔薄。脉沉细。

拟益气敛阴，养血安神。

生 芪 39 g	黄 精 10 g	沙 参 20 g
麦 冬 15 g	生 地 15 g	知 母 10 g
远 志 10 g	阿 胶 10 g	炙龟板 50 g
怀山药 30 g	炒白芍 15 g	五味子 10 g
地骨皮 10 g	醋柴胡 10 g	炒枣仁 30 g

28 剂

此患者初诊时以乏力自汗为主，用益气和营、柔肝养血的方法治疗后，乏力自汗改善的同时，紧张的心情亦有所缓解。故当服用舍曲林仍感惊恐和睡眠不佳时，再次前来希望中医治疗。患者为激素受体阳性乳腺癌，在内分泌治疗中，慎用当归。入睡困难，则加滋阴潜阳药引阳入阴；静则神藏，故用茯神、五味子、远志等安神定志，使睡眠改善，心情放松，取得较好疗效。建议患者尝试逐渐将舍曲林减量至停药。患者诉自汗有多年，患病后加重，中医讲血汗同源，汗出过多则会失精伤血，使心神不守。故应在益气固表的同时，补血敛阴。中医认为脏腑气血与七情关系密切，故在临床一定要仔细询问病史，才能通过治其本以缓其情，使患者消除惊恐，情志恢复正常。

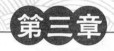

第三章
常见恶性肿瘤的中医治则体会

一、概述

祖国医学对肿瘤的描述和记载可以追溯到殷周时期。在河南安阳出土的3500年前殷代甲骨文中发现对肿疡的描述已有文字记载，如"高突如岊顶，烂深如岊壑"。先秦时期《周礼》中又有对肿疡的外治内调的记录，如"疡医"，其曰"疡医掌肿疡，溃疡，金疡，折疡之祝药劀杀之齐"，即外可刮去恶疮脓血腐肉后用药外敷治疗，内治可"以五毒攻之，以五气养之，以五药疗之，以五味调之"。汉时《内经》问世，对癥瘕积聚的特点、病因病机有了详细的论述，如"昔瘤""癥瘕""积聚""石瘕"等；"已有所结，气归之，津液留之，邪气中之，凝结日以易甚，连以聚居，为昔瘤，以手按之坚"。古人称之为癥瘕、积聚者，根据其描述如"高凸如岊顶、烂深如岊壑""连以聚居""按之坚"等，与今之恶性肿瘤极为相同。《难经》对积聚作了进一步阐释："积者，阴气也，其始发有常处，其痛不离其部，上下有所终始，左右有所穷处。聚者，阳气也，其始发无根本，上下无所留止，其痛无常处，谓之聚。故以是别知积聚也。"积为阴，可触及肿物，其有定处，疼痛与积之部位相关。聚为阳，触不到具体肿物，疼痛无定处。此为积与聚之别。东汉张仲景在《金匮要略》中亦有对积聚之论述："积者，脏病也，终不移。聚者，腑病也，发作有时，展转痛移，为可治。"不能移动者为积，可移动者为聚，并进一步指出移动者可治。说明古人对积聚是否可治疗已有判断和经验。隋朝巢元方在《诸病源候论》中专论积聚诸病："积聚痼结者，是五脏六腑之气已积聚于内，重因饮食不节，寒温不调，邪气重沓，牢痼盘结者也，若久即成癥。"进一步阐述积聚产生的病机，为气滞于内，饮食不节，寒温不调，邪气久痼而成癥。唐代名医孙思邈著《备急千金要方》，在坚癥积聚篇引述《内经》等著作对积聚癥瘕的论述，并附方四十四首，灸法六首。如"积聚坚满，灸脾募百壮，穴在章门季肋间"。宋朝东轩居士著《卫济宝书》，将体表可见之喦归于痈疽。记有"痈疽五发，一曰癌""癌疾初发者，却无头绪，只是肉热痛。……破后用麝香膏贴之"。描述癌坚硬如岩石，表面凹凸不平，古以病嵒，瘤结为癌。明代陈实功著《外科正宗》对一百二十余种外科病症的证治、理法方药进行了阐述，《四库全书总目提要》赞其"列证最详，论治最精"。在失荣症第一百三十四中描述："失荣者，……其患多生面项之间，初起微肿，皮色不变，日久渐大，坚硬如石，推之不移，按之不动，半载一年，方生阴痛，气血渐衰，形容瘦削，破烂紫斑，渗流血水。或肿犯如莲，……愈久愈大，越溃越坚，犯此俱为不治。"疼痛有阴阳之分，疼在外、开放、红肿者为阳；痛在内、闭合、无红肿者为阴。失荣者，多长在面项之间，初起时皮肤颜色不变，日久渐渐长大，如石头一样坚硬，推之不能移动，久之出现阴痛，即虽有硬结，但皮色不变，表面无红肿，日久伤及气血，人渐消瘦，肿物色呈紫斑、破溃渗血，或肿物犯及周围长出多个结节如莲，溃烂坚硬，此不可治也。对乳岩有描述如下："肿如堆栗，或如覆碗，紫色气秽，渐渐溃烂，深者如岩穴，凸者若泛莲，疼痛连心，出血则臭，其时五脏俱衰，四大不救，名曰乳岩。凡犯此者，百人百必死。"形象地描述了乳岩的征象特点，并告知乳岩凸若泛莲、疼痛、出血、五脏衰为不治。清代王维德《外科证治全生集》重视疮疡的阴阳辨证，在乳岩治法中描述："初起乳中生一小块，不痛不痒，证与瘰疬、恶核相若，是阴寒结痰。此因哀哭忧愁，患难惊恐所致。其初起，以犀黄丸。"该书收录家传秘方如醒消丸、西黄丸、小金丹等，至今在肿瘤临床亦常用之。民国时期著名中医张锡纯善治难症，著《医学衷中参西录》，治创科方用消瘰丸、消瘰膏、化腐生肌散等，对瘰疬、痈疽观察详细，对预后亦有记载，如瘰疬"如上现小块高低如石岩者不治。如现红筋者，其内已通血海不治"。

从古人对癥瘕、积聚、失荣、乳岩、瘰疬等的详细描述，我们可以了解历史上不同朝代中医对肿瘤的认识、恶性肿瘤表现的征象特点、其可治与不可治、预后的经验判断，从而了解认识癥瘕积聚形成的病因病机。

《内经》所论仍为后世伸引之圭臬。如："夫百病之始生也，皆生于风雨寒暑，阴阳喜怒，饮食居处。大惊卒恐则血气分离，阴阳破败，经络厥绝，脉道不通，阴阳相逆，卫气稽留，经脉虚空，血气不次，乃失其常。"百病开始生成时均与风寒暑湿、饮食起居、喜怒惊恐导致血气不和，脉道不通，阴阳相逆有关。"风雨寒热，不得虚邪不能独伤人。……其中于虚邪也，因于天时，与其身形，参以虚实，大病乃成"。说明正气不足，外淫内伤，阴阳相逆，血气相并，脉道不通，为病疾之源。而积聚癥瘕的形成则为："血气稽留不得行故宿息而成积也"（《素问·举痛论篇第三十九》），血气滞而不行，久而成积。"积之始生，得寒乃生，厥乃成积也"；积之所生乃因寒邪稽留，气闭不行则成；"若内伤於忧怒，则气上逆，气上逆则六输不通温气不行，凝血蕴里而不散，津液濇渗，著而不去，而积皆成矣"（《灵枢·百病始生第六十六》）。忧怒则气逆，气逆则经脉不通，气滞不行，凝血不散，津液涩著不行，积乃成形。说明寒邪、忧怒、气逆等因素导致机体脏腑经脉寒凝、气结、血瘀，宿息日久而成积。在此基础上，《难经》进一步讲述了积聚之不同："积者，阴气也；聚者，阳气也，故阴沉而伏，阳浮而动。……故积者，五脏所生；聚者，六腑所成也。"说明积为阴属脏，聚为阳属腑，积聚与脏腑阴阳的关系。隋朝巢元方也论述了积聚癥瘕与阴阳的关系："积聚者，由阴阳不和，脏腑虚弱，受于风邪，搏于脏腑之气所为也。……诸脏受邪，初未能成积聚，留滞不去，乃成积聚""癥瘕者，皆由寒温不调，饮食不化与藏气相搏结所生也"（《诸病源候论》）。综上所述，从《内经》到后世诸家对癥瘕积聚形成的认识可以看到，正虚邪实，血瘀、寒凝、气结之实邪，宿久不去是积聚癥瘕的主要病因病机。

"气者，人之根本也"（《难经》），气为人之本，百病生于气。血瘀、寒凝、气结均与气的运行受阻导致实邪稽留有关。《内经》云："审察病机，无失气宜"，在治疗肿瘤审度病机时，一定不能忽视气的变化，四时之气与脏腑之气的变化，知晓气有余不足，气机紊乱所致病的特点。辨病所在，顺应脏腑功能而调之。如"肺藏气""肺恶寒"，肺主气，肺恶寒而喜润；"大肠为传道之官，化物出焉"，大肠的功能为传导排出糟粕。知脏腑阴阳，性能喜恶，知迎知和，气可令和。人体的阴阳失调，正气虚弱是积聚癥瘕形成的内因，导致脏腑经络血瘀、寒凝、气结、痰湿等实邪著留。在多年的临证治疗中，我深深体会调理气机要审查病位所在、脏腑喜恶而调之。《内经》曰："五脏病各有得者，愈；五脏病各有所恶，各随其所不喜者，为病。"五脏各有所喜所恶，顺五脏秉性所得则愈，随五脏所恶则病。故治疗肿瘤要善调气机，调气机要顺脏腑之性，从脏腑之气，使气机畅通为要。

根据癥瘕积聚形成的病机，常用的治法及药物如下：

①活血化瘀：三棱，莪术，乳香，没药，桃仁，红花。

②辛温散寒：炮附子，乌头，吴茱萸，肉桂，干姜。

③行气解郁：木香，佛手，香附，砂仁，枳实，厚朴。

④化痰散结：半夏，南星，昆布，海藻，牡蛎，浙贝母，白芥子。

⑤清热解毒：白花蛇舌草，半枝莲，草河车，山慈

菇，蛇莓。

⑥补气养血：人参，党参，生芪，熟地，当归，白芍，阿胶。

⑦养阴生津：沙参，麦冬，玄参，石斛，玉竹，女贞子。

在恶性肿瘤患者中，有一部分患者或因高龄老年身体虚弱，或因严重的内科疾病，或因反复治疗耐药后病情仍未得到控制，或因不能耐受药物的副作用等原因选择中医治疗。中医治疗肿瘤，既要关注肿瘤的变化，更要重视人体元气的盛衰有无，既要关注疾病，更要重视病人的感觉和所愿。在治疗中，仍需不断探索中医缓解肿瘤患者痛苦症状和病情的方法。秉持"守一存真"的治疗思想，恪守虚实缓急而立的治法治则，遵循理法方药的临证思路，是我四十余年从事临床治疗的体会和总结。

二、肺癌

肺位上焦，上焦开发，受脾胃之精气，宣五谷味，肺朝百脉，输精于皮毛，熏肤充身而泽毛，若雾露之溉谓之气。故肺主一身之气。"肺者，气之本，魄之处也"，"诸气者，皆属于肺"（《内经》）。肺部长了肿瘤，首先会影响肺主气的功能，阻碍肺的气机宣降。肺气壅实不得宣降则胸盈喘喝胀满，肺气虚弱无力宣行则少气不足以息。肺属金，金气清，"其性凉""恶寒"而"畏热"。故肺为娇脏，只受得脏腑之元气，受不得一份邪气。所以在治疗肺的肿瘤时，要以肺主气的功能为要，顺应肺的宣发之性。同时要兼顾五行母子的关系，脾土、肾水与肺金的关系，以保肺气宣降之功能。

1. 理法方药

拟加味补肺汤为基本方。

五味子 10 g	熟 地 10 g	紫 菀 10 g
桑白皮 10 g	黄 芩 10 g	杏 仁 10 g
炙甘草 10 g	桔 梗 10 g	生 芪 15~30 g
白花蛇舌草 20~30 g	半枝莲 20~30 g	
或蛇莓 20~30 g	党参（代人参）10~20 g	

补肺汤出自元《永类钤方》，仅人参、黄芪、五味子、熟地、紫菀、桑白皮六味药，主治肺气虚之咳嗽。此方配伍精良，人参黄芪补肺气，助元气为本方之主药。用熟地以滋肾水，意在防子虚盗母气，水涸而致肺焦，水生则金旺。肺喜润恶燥，桑白皮、紫菀甘寒润肺，五味子酸温敛肺气，共奏补肺之功。在此基础上加杏仁苦降温散，桔梗味辛善于开提肺气，两药一降一宣，顺应肺的宣降之性；黄芩善清上焦郁热，与桑白皮合用可清金化痰。古有"清

一分肺热存一分肺气"之说，意在肺畏热也。白花蛇舌草、半枝莲、蛇莓均有清热解毒之效，白花蛇舌草偏于消痈解毒，半枝莲偏于祛痰利尿，蛇莓偏于消瘰散结，可酌情选用之。此方对于气虚、肺气不足的肺癌患者尤有较好的效果。临床可根据患者的虚实寒热酌情用药调整剂量。

2. 随症加减

①肺气不足，脾胃虚弱者：陈皮、白术、怀山药、大枣、麦芽。

②肺气壅实，喘喝胸盈者：去黄芪、加葶苈子、瓜蒌、苏子。

③肺有伏火，口干烦热者：去黄芪、党参、生地易熟地、加地骨皮、沙参。

3. 肺癌常见症状的辨证治疗

①**咳嗽** 咳嗽是肺癌常见的临床表现之一。当癌细胞侵及气管或胸膜时会引起刺激性咳嗽。五气所病肺为咳，咳为气逆。顿咳、久咳为其特点。顿咳，咳剧痰不易出者，肺燥津伤使然。治宜清燥润肺，拟清燥救肺汤加减。肺喜清润，麦冬、知母清肺润燥；肺苦气上逆，急食苦以降之，枇杷叶、杏仁清肺降逆不可缺也。久咳不已易伤肺气致元气不足，脾为肺母，脾气散精于肺，有生金之功，久咳宜培土滋补元气，兼以敛肺。可考虑人参养肺汤

补气敛肺，标本兼治，人参、黄芪、五味子、百部为常用之药。

②**咳痰** 痰为津液所化。热灼寒凝均可阻碍气机，致津液凝聚而为痰。大量泡沫痰、黏痰、黄痰为常见。寒痰清、湿痰白、热痰黄为辨证特点。脾为生痰之源，肺为储痰之器，临床上治疗往往需要二者兼顾。尤其见痰黏而黄，又有大便黏滞不爽、腹满纳呆之症时，清热则碍脾，使湿滞难化，燥湿则碍肺，辛燥则热痰难清。当视病人之虚实权衡二者。脾虚生湿者，健脾化痰为主，二陈汤为治痰基本方。火盛痰热者，清热降气为主，可选治痰热之通剂清气化痰丸。

白某某，女，84岁。右肺腺癌 放疗后进展 T001679611

2020年2月15日就诊

简要病史：患者2019年5月外院体检胸部CT提示右肺上叶后段支气管截断，周围软组织结节，考虑肺癌，双肺多发微结节转移不除外。双肺轻度间质性肺炎。2019年6月10日我院胸部强化CT：右肺上叶后段结节，肺癌可能性大，双肺结节肺内转移待排。7月做穿刺病理报告：（右肺上叶后段）形态符合腺癌。基因检测EGFR21突变。

7月15日就诊外科，无手术指征，建议放疗。于2019年8月开始放疗，右肺上叶肿物60GY/95%PTV，10R淋巴结50GY/20F，9月10日放疗完成。2019年11月4日复查肺部病灶较前缩小，肺内结节较前增大。之后因疫情未复查。

既往冠心病史4年，药物治疗中。否认高血压、糖尿病史。

刻下症

气短，无明显咳嗽，饮食尚可，腹胀，大便干，睡眠有时入睡困难。舌淡红，苔薄。脉弦细。

此患者为高龄老年人，肺癌放疗后进展。一般状况尚可，与家人沟通，拒绝靶向药物治疗。无明显咳嗽咳痰，以气短、大便干为主要不适。人"八十岁，肺气始衰"，患者虽暂无明显肺部症状，但亦应考虑其生理特点，且是肺部肿瘤，放疗后进展的情况。老人以气短、大便偏干、苔薄为主证。此为气阴两伤，拟益气滋阴、清肺散结法。

拟加味补肺汤加润肠和胃药。

党　参 15 g	生　芪 15 g	紫　苑 10 g
黄　芩 10 g	扁　豆 15 g	内　金 15 g
枳　实 10 g	杏　仁 10 g	麻　仁 10 g
淮山药 15 g	五味子 10 g	桑白皮 10 g
半枝莲 15 g	土贝母 15 g	生熟地 各10 g

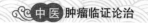

白花蛇舌草 15 g

14 剂

并嘱复查胸部 CT，开具 CT 检查单。

复诊

2020 年 8 月 3 日复诊。2020 年 7 月 20 日复查 CT 结果：右肺癌疗后较前进展，合并右上叶不张，双肺转移结节较前增多增大。纵隔小淋巴结同前。L1 椎体稍低密度结节部分扫及，请结合腰椎相关检查。与家属沟通，建议做骨扫描或腰椎核磁检查。

服药后气短有改善，大便不干，但有排不尽感，睡眠可，近日出现干咳，咽部刺痒，口干，午饭后腹胀。舌淡红，苔薄。脉弦细。

主方不变，略作加减，去枳实、麻仁等，加润肺止咳、健脾益气之药，如炙杷叶、桔梗、炙甘草、陈皮等。患者两周后复诊，干咳、咽痒、较前好转。治法不变，随证调方维持治疗。10 月出现走路滴尿、小便失禁、夜尿多的情况。在加味补肺汤基础上加补肾温阳、健脾养胃之药，如肉桂、山茱萸、内金、炒山楂等。症状改善。

此患者为高龄老年肺癌，且脾、肺、肾气均不足，正气虚弱为主要表现。治疗需兼顾培土生金以保精气之源；补肾温阳以助命门之化气。视其虚实变化用保元徐图，消补相济法治疗维持至今。一般状况尚好，随诊治疗中。

吴某某，71 岁。左肺癌 IV 期术后肺内转移 ID T001454875

简要病史：患者于 2016 年 11 月 21 日在河北大学附院行左肺上叶肿物切除，术后病理：中分化腺癌，肿物最大直径 4.5cm，侵及脏层胸膜，并见局部脏层胸膜粘连伴纤维组织增生，支气管及血管断端未见癌，淋巴结未见转移（0/19），术后行辅助化疗 4 个周期，具体药物不详。末次化疗 2017 年 3 月。近一月咳嗽进行性加重。2017 年 5 月 9 日胸部 CT 示：左肺癌术后改变，左肺局限性炎症，左侧胸膜局限性增厚为新发，右肺肺大泡及小结节。患者于 2017 年 6 月 14 日因咳嗽来中医就诊。2017 年 7 月 29 日 CT 示：左肺多发转移，左侧胸膜肥厚，左侧心包少量积液。右肺中叶肺大泡，左肺下叶局限性肺气肿，胸膜及腹膜后小淋巴结。骨扫描及头颅核磁未见转移征象。2017 年 8 月 7 日基因检测 MET、TP53 基因突变，8 月 21 日开始口服克唑替尼治疗。2017 年 11 月 3 日外院 CT：左肺转移瘤部分缩小，部分为新增。心包增厚稍减轻，左侧胸腔积液基本吸收。2018 年 1 月 6 日因脑梗塞、双上肢静脉血栓住院治疗。2018 年 4 月 10 日因家庭负担重，自行停止口服克唑替尼。2018 年 5 月 14 日胸部 CT 与 17 年

11 日 CT 比较，左肺结节部分缩小，胸膜转移略缩小。2018年 10 月复查 CT 与 5 月 14 日比较无明显变化。以后每 3 月至半年左右复查，CT 无明显变化。2020 年 5 月 30 日复查CT：双肺小结节，请随访；左侧胸膜，心包膜转移治疗后；肺气肿，右肺下叶间质改变，与 2019 年 12 月 25 日 CT 片比较未见明显变化。2020 年 10 月 27 日 CT：左心膈角区可见软组织密度结节，内可见气体密度影，大小约 2.2cm×1.9cm，边缘光整，左心膈角区伴空洞性病灶，与 2020 年 5 月 30 日比较为新发，请密切观察。2020 年 11 月 6 日复查 CT 与 20年 5 月 30 日比较，未见明显变化，建议随访。

既往肺炎史，无高血压、糖尿病史。

中医治疗情况：

2017 年 6 月 14 日就诊。咳嗽剧烈，白色泡沫稀痰，后背怕冷明显，食欲差，恶心，小便不利，大便不畅，入睡困难。舌绛胖，苔白。脉弦细。

患者肺癌术后，辅助化疗后，咳嗽严重，白泡沫痰为主，伴后背怕冷，为内有寒饮、督阳不振。与小青龙汤加味。

桂　枝 10 g	干　姜 9 g	细　辛 3 g
茯　苓 10 g	内　金 20 g	厚　朴 10 g
白　术 10 g	陈　皮 10 g	炙麻黄 6 g
炙甘草 9 g	炒白芍 10 g	姜半夏 10 g

五味子 10 g　　　　生谷麦芽 各 10 g

14 剂

复诊

2017 年 6 月 28 日复诊。咳嗽，泡沫痰，后背凉均明显减轻，继以温化寒饮、健脾和胃为主。待胃口恢复，逐渐加用化痰散结、行气解郁等药治疗。

此患者中药治疗已逾 4 年，曾于 2017 年 8 月 21 日 – 2018 年 4 月 10 日服用靶向药物治疗，期间主要症状为颜面浮肿，手足疱疹，气短，自汗，大便溏等，故以健脾益气、宣肺利水为主。2018 年 4 月停靶向药，因肺部转移结节，胸膜转移病灶还在，中药以祛邪存正治疗为主。病人经调理后，食欲改善，半年体重增加 3kg。

此病例虚实夹杂。首诊时，有寒痰停饮，督阳不振，阳气不足则难以运化水饮，故用桂枝、干姜剂量大于麻黄，以温通阳气、助化寒饮。在随诊中，患者曾出现口苦，口中异味，矢气多，味大，入睡困难，腹部怕凉，腹胀，大便黏滞等症状，舌质由淡红转为暗胖，患者喜肉食，蔬菜吃得少，嘱其调整饮食结构和习惯，在益气清肺的基础上，先后佐以疏肝和胃、健脾燥湿、温中理气、平肝安神等法用药调理，保证肺气宣降功能，气机条达。至

2021 年 5 月复查，病情基本稳定，生活质量好。仍在随诊治疗中。

三、大肠癌

大肠为六腑之一，脏为阴，腑为阳。"大肠者，传道之官，变化出焉。"大肠接受小肠腐化后之糟粕，变化物之形，经大肠排出，故谓"传道之官，变化出焉"。由此可知，大肠的功能为传道、化物。"六腑者，传化物而不藏，故实而不能满也。"糟粕传于大肠则大肠实，大肠的功能是将化物传道而出，故虽实而不能满，满则不通而生变矣。"此受五脏浊气，名曰传化之府，此不能久留输泻者也。"故大肠癌的治疗，应以通为顺。大肠属阳明经，"阳明多血多气"，足阳明胃气血旺盛以助食物消化，遊溢精气；手阳明大肠为阳盛之府，气血旺盛以司化物、传道之职。肠癌患者，由于传道化物功能失常，糟粕存于大肠，积蓄留止，易生热化燥，故肠癌的治疗以通为要，行其传道之司，用药宜辛凉，以疏利清导为大法。

1. 理法方药

自拟疏利通腑方为基本方。

枳　壳₁₀g　　　厚　朴₁₀g　　　酒　军₁₀g

黄　芩 10 g　　　　槐　角 10 g　　　　地　榆 15 g

生　地 10 g　　　　炙甘草 10 g　　　　生牡蛎 10 g

白花蛇舌草 20~30 g

此方由槐角地榆丸化裁而来。方中枳壳、厚朴宽肠理气；酒军凉血解毒、行瘀破积，酒制后力缓；黄芩归肺、大小肠经，善清肺与大肠之热，肺与大肠相表里，故此药不可或缺也；槐角、地榆凉血，善治下焦热盛，又有消肿除恶肉之功；侧柏养阴而清血分，可佐地榆、槐角清肠热之力。生牡蛎咸能软坚，蛇舌草解毒清热，甘草调和诸药。

2. 随症加减

①肺气壅实兼便不通者：桑白皮，葶苈子，芒硝。

②中气不足脾胃虚弱者：党参，陈皮，白术，内金，麦芽。

③肾阳虚衰恶寒怕冷者：肉桂，炮附子，山萸肉。

3. 肠癌常见症状的辨证治疗

①**便血**　肠癌患者常有便血的症状。血之在身，有阴有阳。阳者顺气而行，循流脉中，调和五脏，洒陈六腑谓之营血；阴者居于络脉，专守脏腑，滋养神气，濡养筋骨。《灵枢》曰："阳络伤则血外溢而吐衄，阴络伤则血内溢而便溺。"大肠为阳腑，腑气不通传道失常，积蓄不泻则生内热，热邪伤及阴络则血内溢而出。下血鲜红清者多

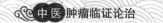

为肠热生风，古人以槐花散治肠风下血。槐花清热凉血胜于槐角，荆芥穗、枳壳乃不可少。下血色黯浊者多湿热藏毒，苦寒燥湿为其治要，常用黄柏、苦参加侧柏炭、小蓟炭类。三七可散瘀止血、消肿止痛，亦为常用。

②**后重下坠**　里急者，窘迫急痛也；后重者，大肠坠重也。直肠癌患者，因肠内积聚肿物刺激，常有下坠后重之感。此因大肠之气壅塞不通，实邪压迫大肠所致。虽则如此，临证患者亦有虚实之分。后重感便后证减者，为湿邪蕴滞；便后证不减者，为中气下陷。湿热壅滞参考香连丸、葛根芩连汤方意，黄连、黄芩苦能燥湿，寒能泄热；木香调气行滞，理气则后重自除。中气下陷参考补中益气汤之意，补中益气用生芪、党参等；升举阳气用柴胡、葛根等。

丁某某，男，89 岁。直乙交界癌　　ID T001448322

简要病史：患者因大便次数增多、便血于 2017 年 5 月 14 日在当地医院就诊，肠镜检查距肛门 14~19cm 处肿物，病理报告：腺癌，KRAS 基因突变。腹部 CT：直乙交界肠壁增厚，肝多发低密度影，考虑囊肿，血常规检查血色素 114g/L。患者高龄老年，既往有慢阻肺，肺纤维化，肺大泡，哮喘，冠心病置放支架术后，故求助中医治疗。2018年3月复查肠镜，进镜14~20cm见环周菜花样隆起溃烂，勉强通过，病理：高分化腺癌。在患者黏液血便及腹疼减轻时，曾于2018年4月25日口服卡培他滨12天，因严重不良反应停药，继续中药治疗。2018年7月因肺部感染住院。2019年6月因肠梗阻置放支架，并用芬太尼透皮贴剂缓解疼痛。2020年因疫情原因一直通过手机视频诊疗。2020年7月因肿物增大又放置一支架。后因肺部感染，多次住院治疗。线上随诊至2021年5月。

中医治疗情况：

2017年5月24日患者家属前来求治，诉患者左下腹疼痛但尚不影响睡眠，大便成形每日4~5次，偶有便血色红，乏力，咳嗽，咳白痰，饮食睡眠可。患者高龄老年且有慢性肺病，冠心病，故希望中医治疗。考虑老人腹痛便血为主要不适，一般情况尚可，拟疏利通腑方加味，清热凉血 缓急止痛，佐以养血和胃扶助正气，

槐 花 10 g	黄 柏 10 g	苦 参 15 g
生 地 10 g	大 枣 15 g	藿 香 10 g
阿 胶 10 g	半枝莲 20 g	白 英 15 g
地榆炭 15 g	侧柏炭 15 g	小蓟炭 10 g
炒白芍 15 g	炙甘草 10 g	生谷麦芽 各 10 g

14剂，煎服

外用：地榆炭20g 苦参20g 白花蛇舌草50g 三七粉6g

煎汤去药，入三七粉混入，灌肠。

2017年6月7日家属来诉，左下腹疼痛近10日未发作，便血消失，大便每日两次，成形软便，饮食睡眠可。继用前方巩固治疗。

2018年4月2日，近1月大便次数又增多，每日6~7次，呈黏液样便，无血便，里急后重感，左下腹隐痛，排便后痛减。饮食佳，纳可，体重稳定，睡眠不实，体力活动可，咳嗽同前。患者肠癌较前有所进展，黏液便，便后痛减，考虑内有湿热，拟疏利大肠、燥湿清热法。

防　风 6g	葛　根 10g	黄　芩 10g
黄　连 6g	槐　花 10g	苦　参 15g
陈　皮 10g	熟　地 20g	炙甘草 9g
生白术 10g	生薏米 15g	炒白芍 15g
山萸肉 10g	半枝莲 20g	

14剂

灌肠方：白花蛇舌草 30g 侧柏炭 20g 黄柏 30g 苦参 30g 马齿苋 15g

复诊

2018年4月23日复诊：疼痛减轻，大便次数减少，每日2~3次，少量黏液便，大便不成形，食欲可，睡眠佳，小便正常。血色素恢复到128g/L。舌稍暗，苔薄黄。脉弦滑。仍拟疏利大肠、健脾燥湿法治疗。患者于2018年4月25日开始口服卡培他滨1.5g Bid。服药12天后因口腔溃疡，双足红紫疼痛，心脏不适停药。因患者口腔溃疡进食困难，急则治标，拟泻脾清热、凉血和营法。服药后口腔溃疡缓解，继续疏利通腑、凉血清热治疗。原方调整加党参、怀山药扶正，生牡蛎、芒硝软坚通便，化痰清热。继续坚持中药治疗。

2020年8月26日线上复诊。诉食欲差，不欲饮食，燥热心烦，睡眠差，大便稀，无脓血，站立时下坠感，体重下降。舌淡红，苔薄黄。

经询问，家属因担心老人排便不畅，予多种泻药如聚乙二醇、麻仁丸、乳果糖等。津液丢失过多则伤阴，阴虚则燥热心烦，热扰心神则夜寐不安。嘱停掉缓泻中成药，拟甘寒清热、养阴润肠通便。

大　黄 6g	生　地 30g	知　母 10g
枳　实 10g	麻　仁 10g	槐　花 10g
黄　芩 10g	扁　豆 15g	内　金 15g
生石膏 20g	怀山药 30g	地榆炭 30g
炙甘草 10g	炒白芍 15g	芒硝冲服 10g

三七粉冲服 3 g。

14 剂

嘱大便不通时，可临时服苁蓉润肠口服液。两周后复诊燥热减轻但仍感胸部和手足心热，咳嗽黏痰。上方去麻仁、大黄、三七粉，加元参 15g，地骨皮 10g 麦冬 15g，杏仁 10g。

2021 年 1 月 29 日线上复诊，燥热已无，饮食好，睡眠改善，继用疏利通腑法为主治疗。

总结此病例，患者服用中药治疗 4 年，其中经历了便血、里急后重、口服化疗药副作用、肠梗阻、燥热心烦、寐差等症。临证既要急则治标，又要详审病因才能有效缓解证状，使患者继续治疗。患者宿有肺疾，又患肠癌，肺与大肠相表里，所以既要缓解肠癌病情，也要关注肺部情况及其与大肠的关系而用药。古书记载，芒硝能涤肠中宿垢、破坚积热块，又有清痰热郁肺之功，长期使用安全。为改善口感可装胶囊服用。另《本草纲目》记载，牡蛎咸平无毒，"化痰软坚，清热除湿，……消疝瘕积块，瘿疾结核"。在使用这两味药的过程中，深感其有助于肠癌特别是同时患有肺疾实证者控制病情减轻痛苦。两药均微寒，故在使用中要兼顾保护患者脾胃，可使其药发挥功效而无弊也。

其次患者为高龄老年，要高度关注老人元气损伤情况。在患病初期元气未伤的情况下，以祛邪存正为主，随着时间延长，病情缓慢进展，则要关注扶助正气，保元徐图，不能恨病用药。如家属给老人同时使用多种通便药，造成津液损伤、阴虚燥热之证。患者至2021年5月仍随诊继续治疗中。

四、胃癌

人以水谷为本。《内经》曰："人之所受气者，谷也，谷之所注者，胃也。胃者，水谷气血之海也。"胃之所出气血者于经隧，而经隧为五脏六腑之大络，五脏皆禀气于胃，以滋养人身之元气。人受水谷之气以生，故曰：人绝水谷则死。可见胃的功能对于人的生命之重要。

"胃为仓廪之官，五味出焉。"胃的功能为受纳水谷，饮食入胃，味有所藏，以养五气，气味和则得以补精益气。六腑受五脏浊气，传化物而不藏，故实而不能满。"水谷入口，则胃实而肠虚；食下，则肠实而胃虚"。食下，要靠胃气的推动，"饮食不下，膈塞不通，邪在胃脘"。胃主降的功能失常，则会出现膈塞不通之证。然脾与胃相表里，脾脏为阴，胃府为阳，脏宜藏，腑宜通。胃受纳水谷，脾为之行其精气，胃主受纳，脾主运化，脾升胃降，升清降浊才能完成游溢精气上输于脾，脾气散精上归于肺的作用。六腑者传化物而不藏，实而不能满，满则病生。阳明多血多气，脾胃升降失职，气机不畅，易生寒热错杂之证，是中焦病变的特点。胃部癥瘕积聚会导致胃府受纳传化失常，脾胃升降气机失调，饮食不下，膈塞不通。故治疗应遵东垣"脾宜升则健，胃宜降则和"之要，以调气和中、消癥散结为治疗大法。

1. 理法方药

自拟调气和中方。

黄　连 5g	半　夏 10g	党　参 15g
桂　枝 10g	生　姜 10g	神　曲 10g
内　金 15g	莪　术 10g	蛇　莓 20~30g

此为《伤寒论》黄连汤化裁而来。方中半夏、黄连辛开苦降为调脾胃、理气机的基本配伍对药。半夏辛温归脾胃经，有燥湿消壅散结之功；黄连苦寒有清热泻火之力。"太阴湿土得阳始运，阳明燥土，得阴自安"，半夏辛温属阳，主升；黄连苦寒属阴，主降。两药配伍中焦气机升降则和。甘淡养胃，党参味甘性平善补中气，配桂枝补中气而助脾阳，配生姜温胃气而化寒饮；内金、神曲味甘归脾胃经，健胃消食助胃之受纳传化；莪术行气消癥，蛇莓解

毒散结，在调节升降气机的基础上，化瘀散结。

2. 随症加减

①兼恶寒便溏者：干姜易生姜，炒白术、炒扁豆、肉豆蔻。

②兼苔厚便秘者：去桂枝，加藿香、厚朴、酒军、茯苓。

③兼呃逆恶心者：代赭石、旋覆花、绿萼梅。

④兼口苦胀满者：柴胡、黄芩、陈皮、砂仁。

3. 胃癌常见症状的辨证治疗

①**纳呆**　胃主受纳，脾主运化，纳呆不食为中土受病。胃为水谷之海，"水谷之海有余则腹满，水谷之海不足则饥，不受谷食"。胃癌患者，特别是中晚期时，积聚在胃，阻碍气机，饮食不下。实则气滞胀满不食，虚则饮食无味无欲。实者可选香砂枳术丸类，消积行滞、助胃纳化；虚者可选六君加生黄芪、怀山药、内金、扁豆等，甘淡和胃、养护胃气。

②**羸弱**　胃者五脏之本，五脏皆禀气于胃。胃病积聚，饮食减少，气血无生化之源，五脏之气失其所禀，以致身体羸弱。故胃癌，特别是晚期患者多有虚弱之象，面黄肌瘦，身体羸弱。诸虚不足，先建其中，中者脾胃也。可选东垣补中益气汤，无明显清阳下陷之证常去升麻，随证加减进行调治。如胃纳差者，加内金、炒山楂；血虚者

加阿胶、大枣、紫河车；口淡无味者，加生麦芽、扁豆；气短者，去升麻、柴胡，重用党参、黄芪等。

李某某，男，69岁。胃癌术后（Ⅲb期） ID T001631147

简要病史：患者2018年12月在当地医院检查胃镜，病理：胃癌。胸腹部CT示右肺中叶及下叶纤维灶，左肺上叶多发结节灶，肝内多发低密度灶考虑囊肿，胰头前方结节灶，考虑肿大淋巴结。于2019年1月5日在山东荣成市人民医院行胃癌根治术，术后病理：胃（后壁）溃疡型中低分化腺癌，淋巴管内见癌，可见神经侵犯，侵及浆膜，两端未见癌，淋巴结转移（5/23）。2019年1月23日来我院就诊，病理会诊结果：胃中低分化腺癌；Lauren分型：混合型，癌侵犯浆膜下，可见脉管癌栓及神经侵犯，断端未见癌。免疫组化结果：PDL-1（+5%），CD8（+5%），HER2（2+），诊断：胃窦印戒细胞癌，术后分期PT4N2M0（ⅢB）。在消化内科就诊准备参加临床试验，但因不符合条件，建议化疗。因患者白细胞低，升白治疗后2019年2月28日与口服希罗达（早3#，晚4#）治疗。化疗期间贫血Ⅱ度，白细胞下降Ⅱ度，希罗达减量早晚各3#。因骨髓抑制恢复缓慢，患者不能耐受化疗消化道反应，两周期后停化疗。患者于 2019 年 3 月开始中药治疗。

2020 年 12 月来我院复查腹部 CT：残胃壁增厚同前，腹膜密度稍增厚同前，腹腔、腹膜后双侧髂血管旁及腹股沟未见肿大淋巴结。胸部 CT：双肺少许微小结节，直径约 2~4mm，纵隔、双肺门、双锁骨上区未见肿大淋巴结，双侧胸膜光滑，未见胸水征象。背部皮下软组织低密度结节较前增大，原约 30mm×21mm，现约 37mm×24mm，胃镜结果：残胃黏膜光滑，吻合口黏膜充血水肿，吻合口病理：黏膜中度慢性炎。CEA8.95，CA199 6.47，白细胞 $3.3×10^9/L$，血色素 117g。2021 年 5 月 24 日复查腹部 CT 结果：对比 2020 年 12 月 14 日腹盆 CT：远端胃大部切除术后，吻合口壁见均匀增厚同前，未见异常强化。倾向术后改变，追查。肝多发微小囊肿，胆囊结石同前。余腹盆 CT 表现大致同前。CEA5.5，白细胞 3.58，血色素 105，血小板 188。

中医治疗情况：

2019 年 3 月 4 日初诊。患者因口服化疗药，乏力，纳差，便溏，消瘦，体重减轻，白细胞 $2.5×10^9/L$ 左右，血色素 8g 左右。舌淡红，齿痕，中有裂痕，苔薄白。脉沉细。患者化疗后，以脾虚胃弱、气血双亏为主，

拟健脾和胃、益气养血法。

生 芪 20g　　　黄 精 10g　　　熟 地 10g

当　归 10 g	大　枣 15 g	党　参 15 g
陈　皮 10 g	阿　胶 10 g	鸡血藤 30 g
炒白术 10 g	炒扁豆 10 g	怀山药 15 g

14 剂　如平稳可继服

2019 年 4 月 29 日微信联系，诉体力较前好转，停化疗后白细胞有所恢复，至 3000 左右，仍纳差，大便呈糊状。原方生芪改为炙黄芪，参苓白术散方加熟地、当归、内金、麦芽等健脾补肾、益气养血法治疗。期间每月调方 1 次，大便逐渐由溏便转稠。并逐渐加半夏、黄连、蛇莓等药。

2019 年 11 月 16 日，诉胃口很好，但因进食多，大便有不消化食物残渣，不成形。舌淡红，中间裂痕较前浅而小，苔白。当地复查未见复发。白细胞 2.61×10^9/L，血色素 9g/L，总蛋白 56，白蛋白 33，CEA7.89。

前方基础上怀山药改为 30g，加神曲、炒麦芽等继服。2020 年 1 月 2 日诉大便成形，1 年多来从未这样舒服过。体重增加。由术后 66kg 逐渐增至 70kg。后因疫情未上医院复查，服药后无不适，胃口好，大便正常，体重 145 斤，CEA 有所下降 6.21。2020 年 6 月复诊，舌曾出现瘀点青斑，遂加重莪术剂量，得到改善。2020 年 9 月行腹盆腔 CT 复查，胃壁增厚考虑术后改变，未见肿大腹腔淋巴结。

CEA4.4，CA199 5.73，白细胞 $2.8×10^9/L$，血色素 10.7g/L。继用调气和中方为主加减治疗。

2021 年 2 月 5 日线上复诊，饮食正常，胃口好，大便正常，体力好。舌淡红，苔薄白。继续健脾益气、调理中焦，调中理气方加减治疗。因春节临近，嘱病人节后去医院检查背部皮下结节。2021 年 2 月 18 日回复背后皮下结节为粉瘤。2021 年 5 月 24 日复查 CT：吻合口未见异常强化，腹盆同前。继续用调中理气、化瘀散结法治疗。

此病人特点为胃癌 IIIb 期，为复发转移高风险患者，常规应进行术后辅助化疗。但因身体状况较差，单药口服化疗药亦难以耐受，故选择中医治疗。初诊时以纳差、便溏、乏力、贫血为主，舌边有齿痕，中有裂痕，为胃气衰败、脾气不足之象。血常规检查，白细胞、血色素低。脾胃乃后天之本，气血生化之源，其气血不足乃因于脾虚胃弱纳呆腹泻，不能吸收水谷精微而成。"谷入于胃，脉道以通，血气乃行"，故应先健脾胃助纳化，脾胃健运则气血得复。拟参苓白术散加味，其中山药味甘性平，归脾肺肾经，补气而不燥热，养阴而不寒凉，又有补脾生津之功，实为补气养阴之佳品。张锡纯善重用山药治疗虚弱之证，使本人从中得到启发。在治疗此患者时，怀山药逐渐加至 40g 以上，收到明显效果，配合炒白术，健脾止泻，补而不滞。患者脾胃功能恢复，饮食排便正常，血象趋于正常时，在调气和中的基础上加强消癥散结，防止气虚血瘀，积聚再生。至今术后两年余，复查未见复发转移征象，仍在随诊治疗中。

五、乳腺癌

古代医书中对乳腺肿瘤有较多的描述和记载。如：乳核、乳痞、乳岩等。人乳房位于胸部体表，为足阳明胃经所过，"足阳明之脉，起于鼻之交頞中……其直者，从缺盆下乳内廉，……"足厥阴肝经之脉从足大指上行"过阴器，抵小腹挟胃，属肝络胆，上贯膈，布胁肋……其支者，复从肝别贯膈，上注肺"（《内经》），阳明胃经起目下承泣过缺盆下乳内廉，在乳房的主要穴位为：屋翳、膺窗、乳中、乳根。厥阴肝经从足大敦上行过阴器，上贯膈而布胁肋。陈实功曰："夫乳病者，乳房阳明经所司，乳头厥阴肝经所属。"故乳腺病责之于肝、胃经。其发病与情志相关："又忧郁伤肝，思虑伤脾，积想在心，所愿不得志者，致经络痞涩，聚结成核"（《外科正宗》）。"忧怒抑郁，朝夕积累，脾气消阻，肝气横逆，遂成隐核……名曰奶岩，以其疮形嵌凹似岩穴也，不可治矣"（《格致余论》)。肝经布胁肋，期门为肝经之募穴，肝经之气输注于此。忧怒抑郁，肝郁气滞，其气不得上行，血无气之推动则血滞脉络，日久积聚成核，若形坚如岩，凹凸不平，乃不可治。另因气郁化火，热毒内结。张景岳在《景岳全书》写道："乳岩肿痛热甚，……是为气机郁久化火成毒，以致热毒壅盛，瘀毒内结而致乳岩也。"又因寒客经脉致血涩不通。巢元方在《诸病源候论》中曰："足阳明之经脉，有从缺盆下于乳者，劳伤血气其脉虚，腠理虚，寒客于经络，寒搏于血，则血涩不通，其气又归之，气积不散，故结聚成痈者。"阳明脉虚，寒客经络，致血涩气滞，积而不散，结聚乃成。脾与胃相表里，足太阴经属脾络胃，其支者，复从胃，别上膈，布胸胁。气虚则腠理开疏，感受寒气，邪客经络，亦可致经脉阻塞，积久成形，乳岩遂成。由此可见，乳腺肿瘤与肝脾胃经关系密切，忧怒思虑，肝郁气滞，或寒客经脉，血涩不行，气郁化火，瘀毒内结是乳岩的主要病机。治疗以"木郁达之"为旨，以疏肝解郁、理气散结为大法，佐以健脾。

1. 理法方药

自拟疏肝散结方为基本方。

| 柴 胡 10 g | 郁 金 10 g | 白 芍 10 g |
| 公 英 10 g | 白 术 10 g | 山慈菇 10 g |

炙甘草 10g　　　　夏枯草 10g　　　　青陈皮各 10g

此方遵柴胡疏肝散方意化裁得之。柴胡归肝胆经，为疏肝解郁要药；郁金、青皮亦归肝经，青皮走胸胁可助郁金行气化瘀，助柴胡行气解郁；白芍归肝脾经，酸以敛阴且能柔肝可佐行气之辛；公英、山慈菇、夏枯草均入肝经，清肝散郁，善治瘰疬瘿瘤；白术、陈皮、炙甘草健脾调中，以防肝木克土。此方疏肝解郁为主，佐以健脾，行气而不燥，解郁而不伤脾胃。

2. 随症加减

①兼脾虚气短便溏者：生芪、炒白术、怀山药、炒扁豆、芡实。

②兼胁痛口苦咽干者：元胡、黄芩、炒山栀。

③兼烦躁夜寐不安者：麦冬、生地、炒枣仁、合欢皮。

3. 乳腺癌常见症状的辨证治疗

①**局部红肿溃烂**　随着医学的进步，靶向药物和内分泌药物的合理应用，乳腺癌规范治疗后一般预后较好，可获得长期生存。但仍有部分患者，多种治疗耐药，病情进展，出现局部红肿溃烂，伤口难以愈合。如陈实功《外科正宗》所述："初如豆大，渐若棋子，……日后肿如堆栗，或如覆碗，紫色气秽，渐渐溃烂，深者如岩穴，凸者如泛莲，……名曰乳岩。凡犯此者，百人百必死。"对于这样的

患者，预后差，目前尚难以治愈。《外科正宗》描述中药治疗，亦仅能做到"再加清心静养，无挂无碍，服药调理只可苟延岁月"红肿溃烂疼痛为疮毒阳证，拟凉血清热、解毒散结为治则，常用药为生地、紫草、乳香、没药、仙鹤草、公英、连翘、露蜂房、白花蛇舌草等，成药可用犀黄丸或小金丹。

②**局部肿硬皮肤紫暗或流清水者** 此为阴证，治宜益气解毒、温阳散结，切记勿伤脾胃。可选托里消毒散加减，主要药物有生芪、当归、白芷、甘草、乳香、没药、白术、陈皮、桂枝等。

任某某，女，86 岁。乳腺癌术后胸壁转移 ID 0009674292

简要病史：患者 2011 年 11 月 25 日在我院行左侧乳腺癌改良根治术，术后病理：乳腺浸润性导管癌，大小 2.5cm×2cm×1.5cm，可见脉管癌栓，淋巴结转移 2/15。肿物穿刺免疫组化结果：ER（+50%-75%），PR（+<25%）HER-2（1+），KI67（+<25%）。术后口服瑞宁得 5 年（2011 年 12 月 -2016 年 12 月）

2016 年 3 月 7 日超声检查发现左腋下皮下软组织内低回声结节，约 1.0cm×0.8cm×0.9cm，边界欠清，患者未按要求再次复查。2018 年 6 月发现肿物较前明显长大，2018 年 7 月 16 日因造影剂过敏未完成头颅胸部加强 CT，局部穿刺伤口愈合不佳，超声心动未能进行。行法乐通治疗。2 月后复查 CT 示部分病灶进展，试用氟维司群治疗。2018 年 12 月 5 日复查 CT 提示左腋下及皮下结节增大，12 月 12 日改为依维莫司＋依西美坦，腋下及胸壁皮下肿物有所缩小，血性液体减少，但因咳嗽胸憋，检查发现双肺斑片影，考虑炎症，停用依维莫司。停药 20 天后发现左腋下肿物再次增大，遂将依维莫司减量每天半片，因仍咳嗽再减为隔日半片服用，单药维持。2019 年 6 月 6 日复查肿物较前增大病情进展，腋下肿物出血破溃，疼痛。2019 年 6 月 19 日改为低剂量口服希罗达，7 月出现足趾指甲脱落疼痛，手指指甲变黑，2019 年 10 月 26 日因发生心梗到外院住院治疗，并停希罗达。出院后改为口服来曲唑治疗。2019 年 11 月 20 日就诊，肿物又增大，伤口渗血增多停药。2020 年 1 月再次心梗住院，并用波立维和阿司匹林治疗，因贫血多次输血。2020 年 2 月 26 日因心脏冠脉综合征在 301 医院去世。

中医治疗情况：

2018 年 11 月 14 日初诊，病人在乳腺门诊内分泌药物治疗中，腋下肿物破溃，渗出红色血性液体。局部无疼痛。饮食可，大便正常，睡眠可。舌红，苔黄厚。脉弦细。病人年迈，正气未伤，热入营血，中焦湿热。拟清热燥湿、益气凉血法。

藿 香 10 g	厚 朴 10 g	黄 芩 10 g
竹 叶 10 g	生 芪 15 g	陈 皮 10 g
当 归 10 g	生白术 10 g	公 英 15 g
白 芷 10 g	仙鹤草 30 g	炒栀子 9 g
姜半夏 9 g	半枝莲 20 g	三七粉 10 g

14 剂

复诊

2018 年 11 月 28 日复诊。局部肿物破溃处渗出红色血性液体，颜色较前变淡，渗出量减少。饮食好，大便正常，睡眠可，手足凉。舌淡红，苔薄黄。脉弦细。调整为益气凉血、温阳解毒法治疗。

桂 枝 9 g	生 芪 20 g	白 术 10 g
黄 芩 10 g	紫 草 6 g	茯 苓 10 g
内 金 15 g	白 芷 10 g	白 英 15 g
仙鹤草 30 g	三七粉 3 g	小蓟炭 15 g
半枝莲 15 g	乳香没药 各 5 g	

14 剂

2018 年 12 月，患者因皮下及腋下肿物增大，乳腺专家将内分泌药物改为依维莫司＋依西美坦。2019年1月出现咳嗽严重，胸憋不适，胸CT提示非感染性肺炎，停药后肿物增大，依维莫司减量维持，仍有咳嗽。

2019年1月30日，患者手足凉减轻，咳嗽，白痰多，胸痛，饮食差，大便基本正常。舌淡红，苔黄厚。脉弦。证为痰湿阻肺、脾虚不运。拟健脾化痰、清肺止咳法。

2019年2月13日复诊。咳嗽咳痰减轻，食欲好转，舌苔薄黄。患者改依维莫司减量维持治疗，中药继续益气凉血、解毒散结随证加减施治。2019年6月肿物再次增大破溃，血性液体渗出加重，6月19日西医建议改为化疗药希罗达低剂量口服治疗，血性渗出一度减少，但患者出现足趾甲脱落，手指甲变黑，双下肢浮肿。2019年10月26日急性心梗住院治疗，停希罗达。出院后就诊乳腺专家，改用内分泌药来曲唑口服。

2019年11月20日复诊。肿物继续增大，局部溃烂渗血增多，气短，严重乏力，纳差，无食欲，面色㿠白，手凉，大便尚可。舌淡红，苔薄黄。脉细弦。考虑患者胸壁肿物长期溃烂出血，嘱其查血常规。此时患者元气已伤，脾胃虚弱，拟健脾和胃、补气养血调理。

| 生 芪 30 g | 白 术 10 g | 桂 枝 10 g |
| 阿 胶 10 g | 内 金 15 g | 陈 皮 10 g |

三七粉 3 g	怀山药 20 g	炒白芍 15 g
炒麦芽 10 g	炒山楂 10 g	仙鹤草 30 g
侧柏炭 30 g	乳香没药 各 5 g	

2019 年 12 月 18 日复诊。服药后感觉气短、食欲有所改善，仍乏力明显，上方拟法不变，稍做调整继服。因肿物局部渗血增多，已停服来曲唑。

2020 年 1 月 19 日就诊。患者由轮椅推入，诉一周前因心梗再次外院就医治疗，并输血数次。现厌食，呃逆，夜间排不成形稀便，睡眠尚可。舌边红，苔花剥。脉细短弦。患者中气大伤，胃气衰败，拟补中益气、降逆和胃法治疗。

2020 年 2 月 18 日家属微信联系，患者于 2 月 9 日因心慌不适去 301 医院就诊，血红蛋白 6.2g，血清蛋白 25.4，白细胞 14.31。输血、输白蛋白支持治疗。但因肿瘤破溃，不能用抗凝药，出院回家。现大便次数较多，颜色正常成形，食欲不佳，呃逆，双下肢发软、站立困难，希望中药调理。拟健脾和胃、补气养血法。

生　芪 40 g	茯　苓 10 g	熟　地 10 g
桂　枝 10 g	大　枣 10 g	阿　胶 10 g
怀山药 30 g	炒白术 15 g	炒麦芽 10 g
炒山楂 10 g	山萸肉 10 g	炙甘草 10 g

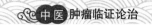

三七粉 10 g

5 剂

2020年2月26日家属微信，老人服药3剂后，感双下肢无力较前有所改善。近日因心脏不适去301医院急诊，半夜1点29因心脏冠脉综合征离世。

此例虽为未治愈病例，但依然有可总结之处。病人为高龄老年患者，乳腺癌晚期，胸壁、皮下软组织转移、腋下转移，肿瘤破溃。患者于2018年11月在乳腺专科就诊同时前来求助中医。本人自知医术浅薄经验有限，该病难以治愈。经和病人沟通，使老人了解目前疾病的现状和中药的作用，患者表示理解并认可。在首次就诊时，患者正气未损，以邪实为主要表现。肿瘤的破溃给患者造成很大的身心负担。考虑患者年迈，以益气凉血、解毒散结为治则，减少血性渗出。在患者服用西药出现药物性肺炎等严重不良反应时，针对咳嗽、咳痰等其他症状，采取健脾化痰、清肺止咳和补中益气和降逆和胃等方法治疗。在疾病后期，患者元气大伤胃气衰败时，则以甘淡和胃、补气养血、扶助元气为主。在整个治疗中，始终关注老人的饮食、排便和肿瘤变化情况。由于长期慢性失血，患者出现严重贫血，加之药物不良反应对身体的影响，老人几次发生心梗，治疗很是棘手。患者在中西医治疗中，肿瘤渗血曾均有短暂减轻，西药也曾使肿瘤一度缩小缓解，但终不治。老人求生欲望很强，经历了难以忍受的痛苦，儿子又很孝顺，我们也在治疗中结下了友情。感谢患者家属在老人离世后及时告知老人的最后情况，使我能全程了解老人情况。

在中医治疗痈疮肿疡的记载中，黄芪是较为常用的一味药。最具代表性的当属明代陈实功的《外科正宗》。其创建的"托里和中汤""排脓内托散""神功内托散""托里消毒散"等等，用黄芪与不同药配伍治疗痈疽脓毒腐溃难收之疾。《药性赋》曰："黄芪性温，收汗固表，托疮生肌，气虚莫少。"在肿瘤的治疗中，黄芪应用广泛。除癌性溃破外，在其他不同情况伤口难愈时，均可获得理想效果。黄芪既可补气又可托疮，配白芷能消肿排脓、解毒托疮，配当归能活血生肌、补气摄血。值得进一步实践总结。

六、老年肿瘤治疗体会

人随着年龄的增长，其生理也会发生变化。《内经》云："六十岁，心气始衰，苦忧悲，血气懈惰，故好卧；七十岁，脾气虚，皮肤枯；八十岁，肺气衰，魄离，故言善误；九十岁，肾气焦，四脏经脉空虚；百岁，五脏皆虚，神气皆去，形骸独居而终矣。"说明老年人的脏腑功能随着年龄的增长在慢慢减弱退化。虽然现代人的平均寿命延长，但先人总结的规律趋势未变。加之老年患者多有宿疾，故对罹患肿瘤的老年病人，特别是高龄老年人，尤其要关注机体脏腑功能与肿瘤的虚实强弱变化，以决定我们的治疗策略。

从观察外候征象可以知脏气之盛衰。心藏脉，脉舍神。心气虚则悲，血脉不足则好卧。老年患者喜悲而好卧者，要考虑其心气不足。脾主肉，覆藏筋骨，通行卫气。年老者卫气不行，皮肤枯萎，肌肉不充，要考虑其脾气不足。肺者气之本，魄之处也。魄盛则耳目聪，能记忆。老年人肺气衰，言语善忘，魄离也，肺气衰之象。肾者主蛰，封藏之本，精之处也。肾气焦则封藏之精耗竭，发枯骨疏，行动转摇不能。心者生之本，神之变也。《内经》云："一切邪犯者，皆是神失守位故也。此谓得守者生，失守者死；得神者昌，失神者亡。"人五脏俱虚，神气皆无，神失守位，形骸空在而神光不聚则命将休矣。

老年人气血渐衰，肌肉枯，气道涩，五脏气衰。观察老人的形与气则可洞晓预后而知用药。《内经》曰："形与气相任则寿，不相任则夭。皮与肉相果则寿，不相果则夭。血气经络胜形则寿，不胜形则夭。"即意指形体与精气之象是否相合，血气经络充实与否，均可以判断老年患者的预后情况。形充而脉坚大者顺，形充而脉小弱者气衰，衰者则危矣。形气有余，病气有余，谓阴阳俱有余，可驱其邪，余者泻之；形气不足，病气不足，谓阴阳气俱不足，不可泻之，泻之则重不足，"重不足则阴阳俱竭，血气皆尽，五脏空虚，筋骨髓枯，老者绝灭，壮者不复矣"（《内经》）。对于阴阳俱虚，形气与病气俱弱的病者，不可攻之泻之，泻则重伤其正，老人则元气衰败而危及生命，年轻者则元气大伤而身体难复也。

实邪积聚日久而成积，老年患者因元气不足，癥瘕积聚非重剂能一蹴而就。故老人不可峻消其积，须固元气为本。脾胃为五脏之本，老年人脾胃运化减弱，如需清热，不可过用寒凉，因寒凉易伤脾胃也；老年人不可速降其火，须护胃气为先。老年患者阴精不足，如需补益，不可过用温燥，以温热生燥易重伤阴也，故老年人不可过用温补，须调阴阳为要。即善为医者，知调阴阳是也。老年患者病情变化快，常一脏衰弱而影响全身，故老年人的治疗用药更需谨慎周全为上。

临床调气血阴阳常用药对配伍：

①补气：黄芪、麦冬，麦冬甘寒，可佐黄芪之温。

党参、山药性味甘平，合用可助补气功效而

不温燥。

黄精、陈皮，陈皮温而不峻，配黄精之润补而不滞。

②补血：阿胶、大枣，阿胶甘平，得大枣之温而补血之力更强。

当归、白芍，当归辛温，得白芍之微寒酸苦故补而不燥

③养阴：沙参、山药，山药甘平，可佐沙参之寒养阴生津。

石斛、玉竹，玉竹甘平柔润，可佐石斛之微寒养阴而不伤胃。

④温阳：附子、甘草，甘草甘平，可缓附子之辛热以防伤阴。

肉桂、菟丝子，菟丝子甘平，可助肉桂补火温阳而不过。

浅谈"百病生于气"

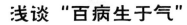

一、气与人的生命

　　中医对生命起源的认识与道家万物之起源的宇宙生成观一致。老子曰："道生一,一生二,二生三,三生万物,万物负阴而抱阳,冲气以为和。"一者太极也,二者阴阳也,三者阴阳之交也,阴阳交合而万物生矣。世间万物均有阴和阳两个方面,又处在不断变化之中。阴阳互根,阴静阳动,在此消彼长、消长变化中达到和谐的状态。因而道生万物,又在万物之中。人与天地万物相同,本天地之一气,同天地之一体。《吕氏春秋》记有"元者,气也,无形以起,有形以分,造起天地,天地之始也",一切有形之物都由无形之气变化而来。《内经》曰:"夫人生于地,悬命于天,天地合气,命之曰人。"形假物成,故生于地;命由天赋,故悬于天。天之德与地之气同归,故谓之人。

人以气化而成形，"在天为气，在地成形，形气相感而化生万物矣"。人本天地之中生，藏天地之精气，乃成形而为人。人受先天之气和水谷精微之气而濡养身体。《素问·六节藏象论篇》亦曰："夫自古通天者，生之本，本于阴阳，……其气九州九窍，皆通乎天气。"通天，谓元气，天真之气。奉生之气通系于天，禀于阴阳，为生之本也。人天真之气常系于中，动静行止悉与天通，故皆通乎天气也。天有五气，谓风热湿燥寒；地有五行，谓木火土金水；人有五脏，谓肝心脾肺肾。五脏之气逆顺者，所以应天地阴阳，四时五行也。

"天覆地载，万物悉备，莫贵于人。人以天地之气生，四时之法成。"天在上而覆万物，地在下而载万物，人为万物之贵。人以天地四时之气乃生成，阴阳四时为万物之终始，人死生之本也。故气是维持人的生命之根。

二、百病生于气

人之真气受之于天，与水谷之气相并而供养生命。五脏藏精神、血气、魂魄，六腑受水谷之气而行津液。其气内干五脏，外络肢节。行于经者为营气，浮行于经外者为卫气。阴阳相随，内外相贯，环之无端而行于周身。《内经》曰:"人之血气精神者,所以奉生而周于性命者也。经脉者,所以行血气而营阴阳,濡筋骨,利关节者也。卫气者,所以温分肉,充皮肤,肥腠理,司开阖者也。"可见血气遍布周身而供奉生命。经脉得血气则筋骨润滑,关节通利;卫气得充则皮肤腠理致密,开阖正常。气血和顺,阴阳和谐,五脏六腑运行如常,则生命得以奉养。反之则疴疾起。

"阴者,藏精而起亟也;阳者,卫外而为固也。阴不胜其阳,则脉流薄疾,并乃狂。阳不胜其阴,则五脏争气,九窍不通。"阴藏精,阳固外,阴阳失衡则有不同表现。四肢为诸阳之本,阳气盛则四肢实,登高而狂;五脏为阴,外通九窍。阴气盛则五脏所主之窍不通,肺气通于鼻,肺气不通则鼻不知香臭;心气通于舌,心气不通则不辨五味;肝气通于目,肝气不通则目不能辨五色;脾气通于口,脾气不通则口不知五谷;肾气通于耳,肾气不通则耳不能闻五音,二阴不利。故五脏之气不通,所主之窍则病矣。气血运行于十二经脉,五脏六腑得水谷之精而通九窍,使人形气相和,阴阳相随,则真气可得安矣。

"百病之生于气也,怒则气上,喜则气缓,悲则气消,恐则气下,寒则气收,炅则气泄,惊则气乱,劳则气耗,思则气结。"怒则阳气逆上,肝气上乘,故为气上;喜则气脉和调，荣卫通利，故为气缓；悲则上焦不通，热气在中，销铄肺气，故为气消；恐则上焦气闭，气还下焦而胀，气不行，故为气下；寒则腠理闭，气不行，故为气收；炅则腠理开，荣卫通，汗大出，故为气泄；惊则心神外越，神无所归，故为气乱；劳则内外皆越，气伤力疲，气受损，故为气耗；思则伤脾，脾虚则气不行，故为气结。由此可见，气的紊乱与人的情志相关，寒热相关，劳倦相关。气的运行受七情六淫内外因素的影响，而气机紊乱则百病生矣。

三、气的调养

1. 顺应四时

阴阳四时者，为万物之根本。"春生夏长，秋收冬藏，是气之常也。人亦应之"。人生于天地之间，受四时之气变化而成长，从之则苛疾不起，逆之则灾害生。故气的调养，首先要顺应四时而起居。春主生发，为万物生发之时，人亦应夜卧早起，阳气动出，以应春气，逆之则肝阳不生，肝气内郁；夏主蕃盛，人亦应夜卧早起，多见阳光，以应夏气，逆之则阳不外茂，心气如空；秋主收敛，人亦应早卧早起，使神气收敛，志意安宁，以应秋气，逆之则肺气不收，肺气焦满；冬主闭藏，人亦应早卧晚起，避寒就温，勿使气泄，以应冬气，逆之则肾气不藏，精气外泄。春生夏长，秋收冬藏，是气之变化的规律，人生活在天地之中，亦需顺应自然规律。此即春夏养阳、秋冬养阴，顺之则阳气固，虽有邪犯，不能伤害。逆之则阴阳失调，正气削弱而苛疾起。不顺应四时变化而病者，此非天降之灾，人自伤尔。一日之内亦可分为四时，朝为春，日中为夏，日入为秋，夜半为冬。天地之气，胜复更作，从其气则和，违其气则病。盖气之逆顺者，所以应天地阴阳、四时五行也。所以保养正气要顺应四时阴阳之气，做到天人相应。

2. 谨和五味

"天食人以五脏，地食人以五味"，天以五气养人之五脏：臊气凑肝，焦气凑心，香气凑脾，腥气凑肺，腐气凑肾。地以五味养人之五脏：酸味入肝，苦味入心，甘味入脾，辛味入肺，咸味入肾。五味归五脏，各有所藏，以养五气。阳为气，阴为味，五气和化则津液相成，神气充足也。《内经》曰："五谷为养，五果为助，五畜为益，五菜为充，气味合而服之，以补精益气。"气归精，味归形，气养精以荣色，味养形以生力。食气相恶则伤精，食味不调则损形，气味合而服之则可补精益气也。

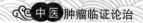

故谨和五味使血气和、腠理密、筋骨柔，此为修养真气之道。

3. 气机升降

气之升降，彰天地阴阳之变化，气之常运，则万物生化不息。天人相应，人亦然也。"出入废则神机化灭，升降息则气立孤危。"出入、升降之气为生化之源，呼吸出入停止则主宰生命活动之神灭，阴阳升降运行停止，则推动生命活动之气止化绝，生命活动亦将停止。气的升降出入为生命运行之动力，气有出有入、有升有降，生命才有生化之源。无气之出入、则无生长壮老已；无气之升降，则无生长化收藏。故人贵守气之出入升降，气机运行正常。

"人受气于谷，谷入于胃，以传于肺，五脏六腑，皆以受气。"胃者五脏之本，五脏皆禀气于胃。清气上注于肺，其行以息往来，人得呼吸而脉动。胃之所出气血者，经隧也，经隧为五脏六腑之大络。故五脏六腑皆受气于胃。胃、大肠、小肠、三焦、膀胱受五脏浊气，为传化之府，水谷入胃，化糟粕不能久留于中，化已输泄而出，"所谓五脏者，藏精气而不写也，故满而不能实。六腑者，传化物而不藏，故实而不能满也"。精气为满，五脏藏精气而不能泄；水谷为实，六腑受水谷实而不能满。水谷入胃，胃实而肠虚；食下，肠实而胃虚，更虚更满，气得上下则五脏安定。故能纳能出,饮食二便出入正常,才能维持生命活动。

4. 保养胃气

胃为仓廪之官,五谷入胃,其糟粕、津液、宗气分为三隧。宗气积于胸中,出喉咙以贯心脉而行呼吸;营气泌津液,注于脉化为血,以荣四末,内注五脏六腑;卫气行于四末分肉皮肤之间。故人之所受气者,谷也;胃之所出气血者,经隧也。胃为水谷气血之海,五脏得水谷之精微而生五气,以供奉生命。故人得胃气则生,失胃气则死。保养胃气,则可保养人之正气。

5. 持心宁静

"调气在于终始一者,持心也",心静则气可回归原位,清气上升,浊气下降,气血运行正常。道家的内功,通过养气,达到心静气自调、气定神自闲的境界。以气养性,以气宁心,以气修身。心气宁静可使人元气恢复,内在的自我协调能力得以发挥,祛除邪气。"阴气者,静则神藏,燥则消亡",人安静则不涉邪气,神气安宁得以内藏。人躁动则触冒邪气,神藏无守则离散消亡。故持心宁静对于保养正气亦十分重要,神藏内守则气血正平。

由此可知,保养元气有五要。一:起居活动要顺应四时阴阳之变化。二:饮食要谨和五气五味,与脏腑之气相合。三：要贵守气之升降出入，使神机不灭。四：要保养胃气使五脏精气充足。五：要持心宁静，使人精神内守、气血正平。如此则真气得安，邪气乃亡。

实邪稽留，宿久成积而为瘤。癥瘕积聚会阻碍气机运行，影响脏腑功能，以至影响元气之盛衰。《内经》曰："治病之道，气内为宝，循求其理，求之不得，遇在表里。"即告诫我们，治病必求内在正气充足与否。明代医家张景岳在《类经》中注到："气内者，气之在内者也，即元气也。凡治病者，当先求元气之强弱，元气即明，大意见矣。求元气之病而无所得，然后察其过在表在里而治之，其无误也"。可见，作为医生，关注病人自身元气之盛衰是确定施治立法的重要原则。人体内气的活动与天地四时之气相应，方可正气内存，邪不相染。治病能求内气之理，是治病之要也。肿瘤病人可出现各种气机紊乱的征象，如胃气不降之呃逆，中气下陷之泄利，肝气郁结之胁胀，肺气壅盛之喘咳等等。在治疗时，要"谨守病机，疏其血气，令其调达，而致和平"。因此，调理气机在气血运行、阴阳平衡中有重要的意义和作用。中医非常重视人体气血阴阳的平衡，了解气与人的生命活动的关系，才能重视调节气机在治病中的作用；了解"百病生于气"的病因病机，才能掌握调理气机之术；了解气的调养方法，才能做到天人相应，正气内存。《内经》详述了有关气和气机运行规律的理论和方法，使我们深刻认识守护正气、保养元气在养生防病、治疗康复中的重要作用。其所蕴涵的深邃意义和内容，值得我们在实践中细细体悟。